強靭なサイエンティストになるために

倉地幸徳

目　次

目次

序章

はじめに

この頃よく「人の一生は短いものだ」と思う。これには、めっきり多くなった知人たちの訃報も影響しているであろう。それにしても、留まることをしない時の流れは恐るべし、である。

私は、人の人生を決める最重要要素は「運命」と思う者である。人は社会的にも肉体的にも不平等な状態でこの世に生を受ける。生まれてくる国や両親など、自分の意志では選べないのである。一方、自分の意思や努力で道を切り拓き、つかむ運も確かにある。この、いわば後天的運こそが、人生をどんなにでも面白くしてくれるものなのだ。

振り返ってみる時、私のこれまでの人生は、理想的なものからはほど遠いものではあったが、困難に直面するたびに正面から乗り越え、あえて退路のない挑戦にも挑み、結構自分で自分の運は開いてきたと思う。

私は、福岡県中央部の山に囲まれた小さな盆地の農家に生まれ、育った。この穏やかな田舎の環境にあっては、「自分が、いつの日か広い世界に出て行き、多くの優秀な人たちと競合していく未来」を想像するというのは、とても非現実的なものであった。地元の高校に通い、あの年頃らしい将来の夢をもっていたが、それはいとも簡単に破れてしまった。そして、私は九州大学に進学した。　しかし、大学に入っても将来の夢を含め、一体自分にはどんな能力や才能と呼べるものがあるのか、自分に合った生業《なりわい》（職業）は何か、等についてはさっぱり自覚がもてないでいた。そして、気の合う友人たちと登山を楽しみ、大学の航空部に入ってグライダーに乗り、操縦訓練を楽しんでいた。一方で、九大YMCA寮で約2年半の間、20数名の学生たちと共同生活を送り、信仰や生きることの意味について真面目に議論し、考えることもした。

私が自分の将来方向について明確な意識をもつようになったのは、大学も4年生の半ば過ぎてからであった。卒業論文研究に取り組む中から科学研究の世界に強い興味を覚えるようになっていた。それからは大学院進学のことしか考えなくなり、1965年、私は大学院に進学した。

1960年代当時の日本の大学は、講座制と呼ばれる研究室体制が全盛の時代であった。教授を頂点に当時は助教授、講師、助手からなる指導陣体制の下に、研究と学生訓練が行われたが、とくに人事に関しては透明性の低い封建的なやり方で決定されていた。そして、例外もあったであろうが、実験科学系の研究室では、大学院生が研究推進のための働き蜂としての役割を担っていた。その後、講座制のもつ問題が広く論議されるようになり、90年代になると米国大学の組織をモデルに大学改革が進められ、個々の研究者がより独立した組織である大講座制に移行し、今日に至っている。

私の大学院前期（修士課程）での研究課題は、卵白中の溶菌活性をもつ蛋白質であるリゾチームの高次構造形成と構造維持に重要な役割を果たすジスルフィド結合の役割を、電解還元法と速度論的手法によって解析する、という、当時としては結構先端的なものであった。しかし、研究室にはこの分野に精通した指導者がいなくて、私は実質的に放任状態におかれた。私は、放射性同位元素を用いた定量実験を含め、当時利用できる分析法を学び、実験を進めた。しかし、苦労して得た実験結果は、当初予測したものとは大きく異なるものであった。この研究課題の継続について、私の意欲は前にもまして高くなっていたが、研究をさらに前進させるために必要な高精度の分析法が当時私がいた研究室にはなかった。結局、私は修士論文の作成は無事達成できたのだが、学術論文をまとめる目途が立たないこの研究は中断せざるを得なかった。この修士課程での苦労は、幸いなことに私の研究論理に関する思考訓練にとっては結構大きな効果をもたらしてくれていた。そして、博士課程に進学した私に与えられた研究課題は、タバコモザイクウイルス蛋白質のアミノ酸順列決定という、単純作業が多く求められるものであった。この研究から、私は無事博士論文と学術論文両方の作成を達成できたが、研究創造力の訓練にはあまり役に立つものではなかった。とはいえ、実験の効率的実施についての工夫や研究遂行に求められる粘り強さの鍛錬には相当な効果があった。なお当時、研究室では毎週、研究報告会と雑誌会（科学ジャーナル掲載の最新論文の紹介）が開催されていたが、これらは、私の研究論理と批判的思考（critical thinking）の強化に大きく役立った。

私が後に米国大学で教鞭をとり、自分の研究室運営を行うようになって思ったのだが、私が日本で受けた大学院訓練は、米国大学で行われる訓練に比べると訓練体制を含めてさまざまな点で劣るものであった。しかし、科学研究にとって本質的に重要な要素である強い知的好奇心と情熱の涵養、研究論理と批判的思考の訓練、しぶとく実験を重ねる忍耐力の鍛錬、それに、健全な研究倫理の理解と体得、等に関しては、期せずしてしっかり身に付く訓練となっていた。そして、これは後に私が厳しい米国大学の環境で研究活動を展開し、教鞭をとっていくうえでの基盤ともなった。なお、研究倫理に関しては、ミシガン大学に移籍後間もなく、私はインディアナ大学で提供されていた研究倫理指導者養成のための特別研修を受講する貴重な機会も得て、その理解をさらに深化させた。

さて、九州大学大学院を終了した1970年の秋、私はポストドクトラルフェローとして米国のシアトルにあるワシントン大学に移った。その当時は、私がその後31年間にわたり米国の大学に在籍し、教授となって研究室を運営し、教鞭をとる人生を送ることになる、とは夢にも思わなかった。私はワシントン大学在籍中、80年代の半ばにハーバード大学のポジションも兼任した。その後、ミシガン大学に移籍したため、米国の主要大学3校の環境をつぶさに体験する貴重な経験を得ることになった。そして、2001年、日本政府の要請を受け、30年あまりにわたる米国滞在に終わりを告げて日本に戻った私は、日本の国の研究所および大学の運営／経営を経験する機会にも恵まれたのだった。

以上、私の人生を概略したが、この人生を通して私は科学研究の厳しさや苦しさとともに、その面白さと奥深さ、純粋な知的興奮の魅力を知った。また、幸運なことに私の基礎研究成果の一つが実際に応用技術開発（血友病治療のための新薬）に繋がり、世界の多くの血友病患者を救う社会貢献に至る経験もすることができた。そして今では、もし来世というものがあるとすれば、さまざまな職業の中から、私は再び研究者／大学人の人生を選ぶであろう、と思うのである。

私が現役生活を退いてからもう数年になるが、私の専門分野である分子遺伝学とその関連分野の近年における発展は、まさに目を見張るものがある。70年代後半から80年代に大きく開花したこの分野は、コンピュータ／情報工学や遺伝子解析法の驚異的発達と相まって、その後著しい進展を遂げてきた。今日までにヒトを始めとして、無数の生物種の遺伝子（ゲノム）の全塩基配列情報が解明され、その膨大な情報は広く誰にでも利用できるようになった。さらに、疾患遺伝子などの解析も驚異的速さと正確さ、低コストで行うことが可能となり、医学から農学、進化論を含めた生物学、司法分野、など、多くの分野の研究および応用開発に革命的変革をもたらしてきた。また、80年代から紆余曲折を経ながら開発が進められてきた遺伝子治療法に加え、近年の驚異的ゲノム編集法の開発等、により、近未来には、先天性と後天性を問わず、さまざまな疾患に対するより優れた治療法が開発されるものと期待される。また、ゲノム編集による生物のもつ特性の改変に関する研究も長足の進展を見せており、とくに畜産や漁業、農業分野への計り知れない応用が期待されている。いずれにしても、ゲノムの人工的改編を含むこれらの研究および応用に当たっては、生命倫理と社会的倫理に関して信頼できる国際的合意がなされ、その厳守が担保される仕組みが構築されておかなければならない。

どのような未来社会が我々人類を待ち受けていようとも、科学研究の重要性は増す一方であることは確かである。

本書は、２０１２年に私が現役を退職して以降、(株)アドスリー　電子ジャーナル「ビオフィリア」に書いてきたエッセイを基に、加筆、編集してまとめたものである（掲載月日をそれぞれの文末にカッコで付した）。この本の出版に当たり、(株)アドスリーの横田節子代表取締役および三井正樹編集コーディネータからの絶えることのないご鞭撻とご支援を賜った。深甚の感謝を申し上げる。また、長年にわたり私を支えてきてくれた私の妻、須美子にこの場を借りて感謝を述べたい。

２０１８年５月25日

第1章　サイエンティストになるために

1・1　人生の醍醐味は運まかせにあり

生まれる場所と親は選べない

悠久を刻む時は留まるところを知らない。今年、私は遂に後期高齢者の入り口に立つ年齢になった。この年齢になって、私は改めて〝人生はもって生まれた運次第である〟と思う。人生には、「運」としかいいようがない出来事がたっぷり詰まっている。そして、それがまた人生に奥深さと醍醐味を与えるのである。問題は、運（チャンス）を幸運として生かせるのか、生かせないのか、ということである。

私は、1941年、第二次世界大戦開戦の1カ月ほど前に、福岡県のほぼ中央に位置する古処山《こしょさん》

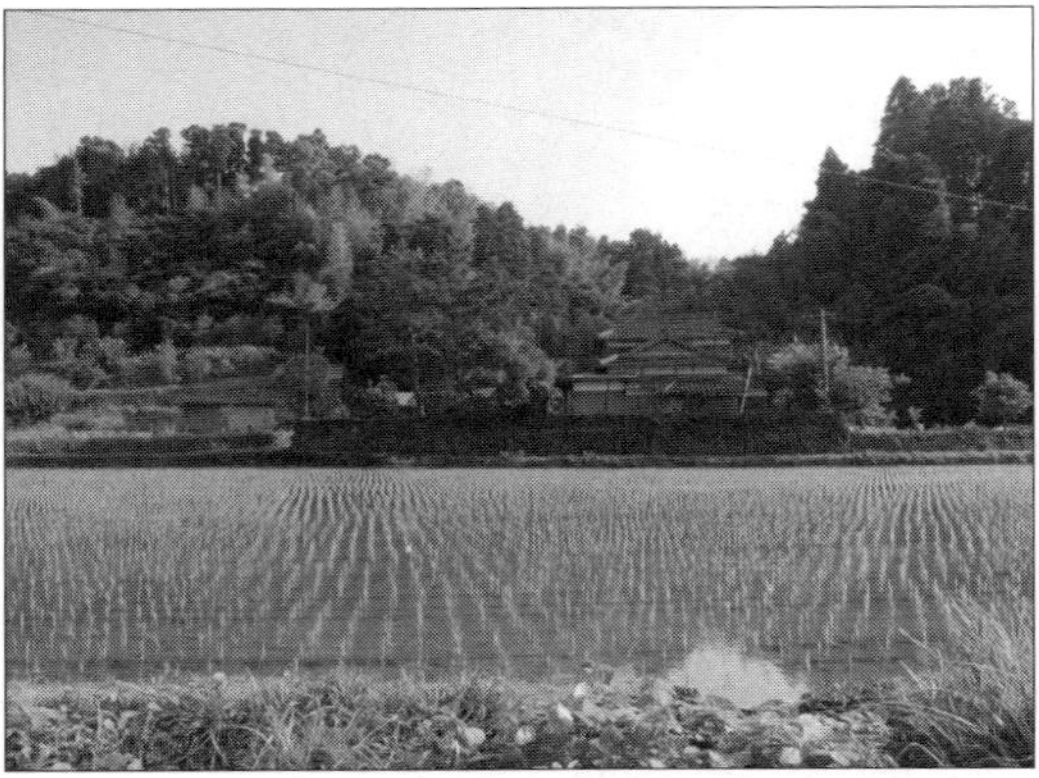

写真1　生家

のふもとの盆地、上秋月《かみあきづき》の日向石《ひゅうがいし》集落にある農家に、八人兄弟の四男坊として生まれた。当時、家族経営小農家では、どの家庭も数人から十人前後の子供がいるのはごく普通で、1960年代、農作業が次第に機械化されるようになるまで大切な働き手でもあった。農家なので家族が食べることに困ることはなかったが、問題は現金収入が少ないことであった。半世紀程前に統廃合で廃校になった小学校は、当時、私と同じような家庭の子弟で溢れていた。

川の流れに人生を観る

上秋月盆地には、その中央を縦断して大川《おおかわ》と呼ばれる小石原川《こいしわらがわ》が流れる。この川は、焼物で知られる小石原に源流をもつ豊かな清流で、1950年代の頃から農薬が盛んに使われるようになるまでは、夏には無数の蛍が飛び交い、水遊びや魚取りを楽しむ子

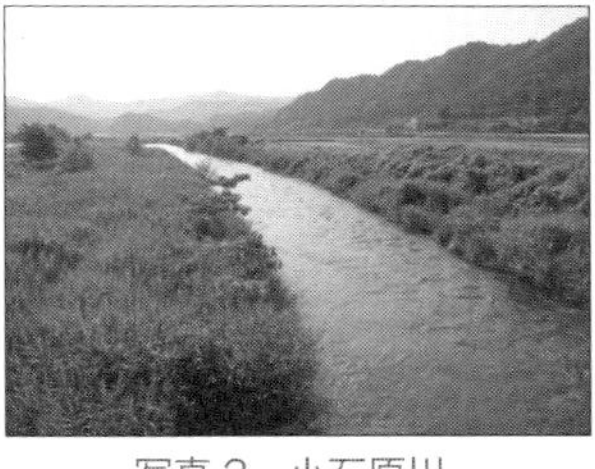

写真2　小石原川

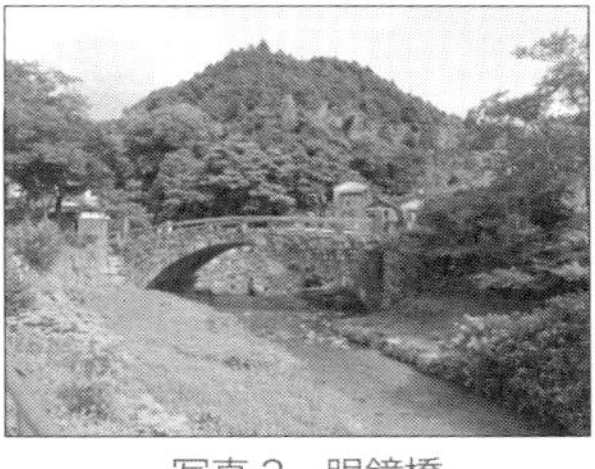

写真3　眼鏡橋

供たちの最高の遊び場であった。上流にダムが作られて水量が減ったが、この川はいくつもの小川を合わせながら盆地を囲む山間を流れ下って筑後平野に入り、平野を東西に縦断する大河、筑後川に合流し、有明海に流れ込む。川は曲がりくねった地形や大小の岩石に沿って緩やかに流れるかと思えば、急流になり、一気に流れ落ちる滝にもなる。私は、故郷のこの川に自分の人生を重ね合わせる。川が地理的運命から逃れられない様に、私の人生の起承転結も運の川次第なのだと思う。

地元の高校に通っていた頃の私の夢は、大空を飛び回る飛行機のパイロットになることだった。第二次世界大戦中、筑後平野にあった大刀洗《たちあらい》飛行場で飛行教官をしていたという担任の先生に相談すると、「ならば、大学は機械科に行け」といい、私は当時大学入試で最難関の工学部機械科にチャレンジすることになった。

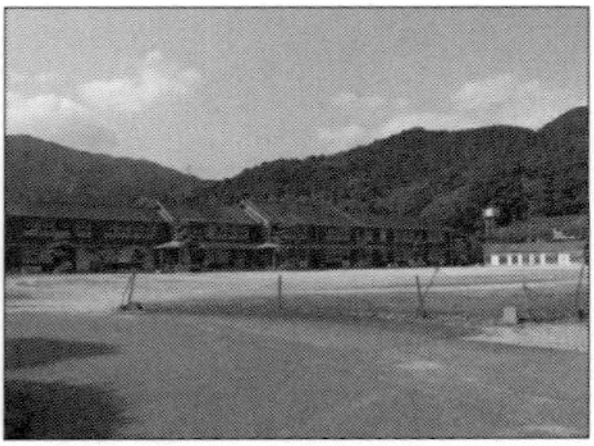
写真４　秋月中学校

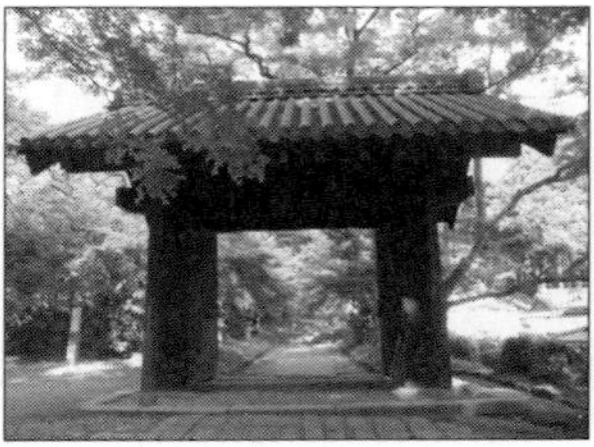
写真５　秋月城黒門

田舎の高校での私の学業成績はトップグループにあったが、広い世の中にあってはとても話にならない、と私には分かっていた。実家には手伝うべき農作業は山とあっても、受験塾通いができる経済的余裕はなかったし、私は田舎で独学での受験勉強に励む他はなかった。

ただ、人生は悲観すべきことばかりではない。高校三年生の終わりの頃、幸い私は日本奨学金制度の特別奨学金受給生に選ばれた。私にとって正に僥倖というべき出来事で、これで大学進学の経済的基盤を確保したのだった。これがなければ、私の一生は全く異なったものになったであろう。

挫折は機会でもある

私の初年度（1960年）の九州大学（九大）受験は失敗に終わった。これは、私の人生最初の大きな挫折であった。しかし、後に人生を振り返った時、この経験はマイナスではなく、物事を複眼的に観る思考力と挫折を乗り越える強い精神力養成の最初の実地訓練であったのだ、と思う。そして、次年度に私は第二志望で九大農学部に入学した。私が最も望んだ学問分野ではなかったが、支給される奨学金の規制などもあって、とにかくこの分野で大学の勉学をすることにした。実は後に、この時の決断が私の将来をきわめて面白いものにしてくれる運を引き寄せてくれたのだったと気付いた。人生は、一つや二つの挫折でその成功や不成功が決まるものではなく、それらの経験をどう前向きに生かせるか、に掛かっているのである。

九大に進学した私は、農芸化学科で生物化学を専攻した。当時の日本は右肩上がり経済発展の時代で、就職状況は良好だった。しかし、私は学部4年生の半ば頃には研究に強い興味を覚える様になっていて、躊躇なく大学院に進学した。当時、ワトソン・クリックの画期的論文からDNAの二重らせん構造は知られていたが、まだ分子遺伝学開発は揺籃期にあり、蛋白質・酵素化学分野が全盛の時代であった。学部と大学院修士課程で学ぶ専門領域は、生化学に加え、土壌・肥料学、発酵（醸造、微生物）学、農薬（化学合成）、蚕糸化学（遺伝学、DNA）、と広範に及んだ。ただ、当時の講座制下での教育はかなり一方通行的なもので、講義は総じて退屈なものであった。私は漠然とした不安もあって、関連専門書を読むことを心掛け、大学入学と共に始めていた英会話訓練にも励んだ。後に米国の大学に移ってからは、一貫して医学部基礎部門に在籍して教鞭をとり、競争の激しい研究活動を展開することになるのだが、九大時代に学んだ異分野の視点は、期せずして物事を広い視野で理解する基盤を与えてくれ、大いに役立った。

なお、入学してからは、気心の合う級友と登山を楽しんだが、一年半の教養課程が終わり、専門教育課程に移った頃、大学に航空部があることを知り、入部してグライダーの飛行訓練にもいそしんだ。これが後に米国に渡ってから始めた軽飛行機の操縦訓練に繋がり、ささやかながら高校の頃の夢を実現したのだった。

大学院訓練とは何か

さて、大学院に進学した私は、予想もしない苦労をすることになる。修士課程で私に与えられた研究課題は、当時まだ早期段階にあった蛋白質高次構造形成の分子機構に関するもので、大変興味深いものではあったが、研究室の実験報告会でアドバイスは得られても、実質、独学で新しい解析方法を導入し、実験を重ねて行かざるを得なかった。幸い、実験は再現性よく結果を出し続けたのだが、先に先輩が出したデータとは矛盾するものであった。当時の講座制の中では、一学生の主張など力をもたず、結局、私の実験結果が論文になることもなく修士課程2年は終わった。ただ、幸いなことに、苦労して実験系を工夫し、実験結果の徹底した考察を人一倍重ねた経験は、研究に対する私の強い信念形成に大きく役立ったと思う。そしてこれは、後にミシガン大学時代、研究倫理訓練コースの立ち上げを行った際、その思考基盤にも繋がった。

さて、博士課程に進学してからは、当時、助手教官（現在の助教）の指導の下、タバコモザイクウイルス蛋白質のアミノ酸一次構造決定課題に取り組んだ。これは所詮、解析技術を磨く訓練の様なもので、自動アミノ酸分析計のお守役でもあった。1969年末、学位論文研究が一段落つき、1970年3月までの大学院課程期間が残り3カ月あまりになって、私は、教授および直接指導者に学位論文執筆と学位論文審査に必要な原著論文2報執筆の指示を仰いだ。しかし、明快な返事はなく、なぜなのかの説明もなかった。一方、助教授（準教授）の指導を受けていた同級生は、既に学位論文と論文を執筆しつつあり、2月の審査委員会に向けて着々と準備を進めていた。さすがに私は不安になり、1月に入ると学位論文の概要を練り、執筆準備を開始した。そのうち、とうとう3月が過ぎ、4月になった。

転機は来たる

私の大きな転機は、1970年4月初頭、講演のために来校したワシントン大学（UW）医学部生化学科のウイルコックス（Phil Wilcox）教授と共にやってきた。彼の研究室の研究研修生（ポストドクトラルフェロー）席に余裕があることを知り、私は教授と面会し、学位取得を前提条件に彼の研究室に参加する合意を得た。幸い当時、私が在籍していた九大の研究室でも学位取得者は可能な限り外国（主に米国）に2〜3年間、研修生として出るのが習慣化していた。また、米国の大学も研究費に余裕がある良き時代であった。ここに至り、急に指導教授は私に学位論文を書くように、と指示した。私は既にまとめていた原稿を推敲し、学位論文書式に直し、月末には提出した。英語で書きたかったのだが、もうその時間的余裕はなかった。一週間後、私の原稿を読んだ教授は、「良くかけている」と上機嫌な様子で、必要な文章校正をした後に正式に提出するように、と私に告げた。4

カ月前とデータは同じなのに、と私は内心穏やかではなかったが、急ぎ作業を終了した。6月、審査委員会による最終審査を無事通り、公開学位論文発表を行い、私は学位を取得することができた。後に、必要な英語論文2報も出版した。

同年10月、私は研修生として米国シアトルにあるワシントン大学（医学部）に移った。しかし、そのわずか半年後に私の将来に重大な影響を及ぼす事態が発生するとはまだ知る由もなかった。

（2015年7月10日）

1・2　いざ行かん、大海原に

未知の世界への航海

九州大学大学院を修了した1970年の10月、私はポストドクトラルフェローとして米国シアトルにあるワシントン大学医学部生化学科のウイルコックス教授の研究室にやってきた。それからの16年間は、私が研究者として自らを鍛え、米国アカデミアでの居場所を確立していった非常に重要な期間となった。

まだ大学院在学中だった妻を残し、半年早く渡米した私は、英会話の特訓を兼ねて大学のキャンパス近くの一般家庭に下宿した。到着した日の翌朝、早速近所の食料品店にミルクを買いに行った

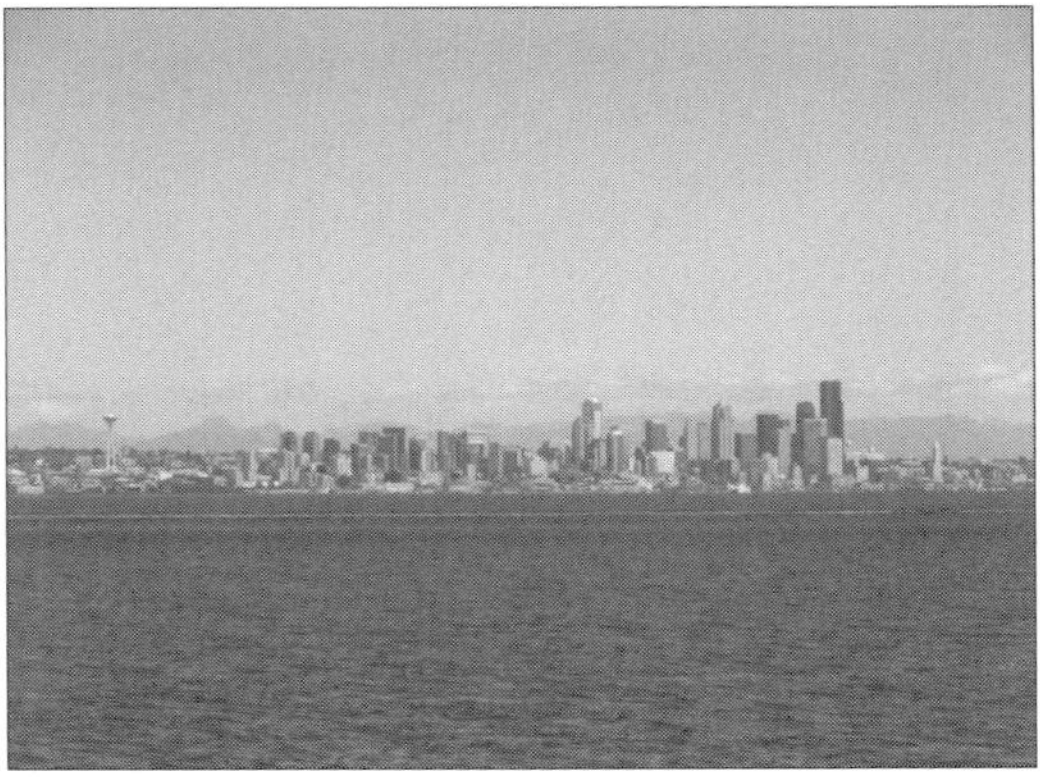

写真６　エリオットベイから見たシアトルの街

ところ、日本で相当訓練したはずの英会話がうまく通じず、ミラー銘柄のビールを渡されて面食らった。当時、研究室には日本人は私だけであったため、朝から晩まで英語漬けとなり、夕方になるといつも頭痛がしたものだった。

下宿住まいは、飛行機の操縦訓練に打ち込んでいた米人学生と知り合う機会をもたらしてくれた。それが契機で、1年以上たち生活が落ち着くと、私は実際にセスナ機の操縦訓練を開始し、海と山、湖、島々のあるシアトル周辺の素晴らしい景色を上空から思う存分楽しみ、ささやかながら高校生の頃の夢を実現したのだった。

私の最初の研究プロジェクトは、蛋白質分解

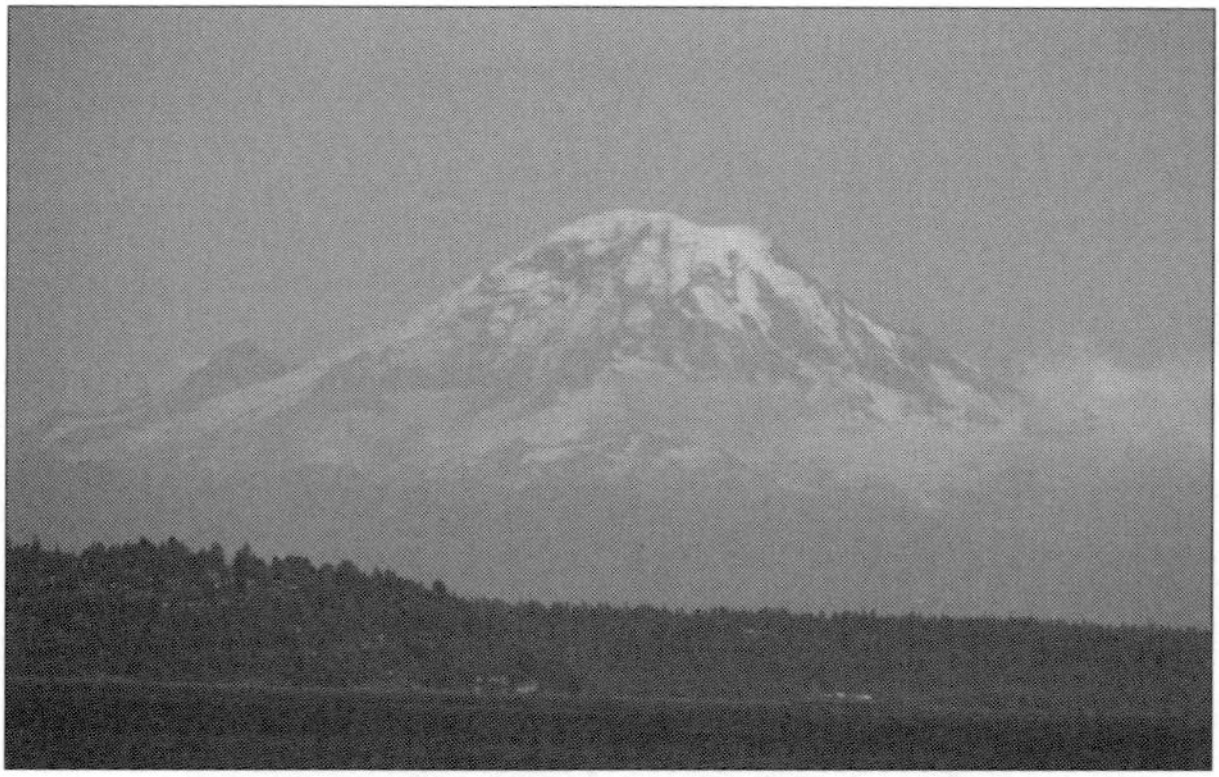

写真7　シアトル郊外にある名山、レニア山（標高 4392m）。日系人はタコマ富士と呼ぶ。

酵素の一つであるキモトリプシンをモデルにして、酵素の構造と機能の関係を速度論と蛋白質の立体構造解析により明らかにするものであったが、共同研究を通して当時先端領域にあったエックス線結晶構造解析学を学ぶ貴重な機会も得た。そして、この若い頃に知り合った米国や欧州出身の研究者たちとは、50年近い時を経た今もなお親しい付き合いがある。

驚愕の事態発生と決断

人生の一寸先は闇、という。シアトルに来て半年が過ぎ、諸事が漸く軌道に乗り、生活も落ち着き始めた矢先、私にとっては青天の霹靂《へきれき》、驚愕すべき事態が起きた。米国で私が唯一頼れる人物であり、指導者でもあったウイルコックス教授が末期がんを患っていることが判明し、それからわずか半年で他界してしまったのだ。研究室にいた研究員やスタッフたちは、早急に身の振り方を決めて蜘蛛の子を散らすようにいなくなり、最後の大学院生もギリギリ制限時間内で学位を取得し、去って行った。そして、まだ英会話もままならない新参者である私だけが残留し、教授の死に水を取ったのだった。有難いことに学科の計らいで、私はそれから半年間研究室に残留する時間的猶予を与えられ、進行中の実験を終了させ、論文作成を行うことができた。

さて、肝心の私自身の身の振り方だが、日本の大学院時の指導教授からは、テキサス大学の研究室に移るように、との指示がきた。しかし、私は既に勉強を始めていたエックス線結晶解析学を何としてでも修得したく、この分野の第一人者であり、既に共同研究に関わっていたDepartment of Biological Structure（解剖学科）のライル・ジェンセン（Lyle Jensen）教授と話し、彼の研究室に移籍することに決めた。しかし、この決断は、当時強固な講座制下にあった日本の大学制度の下では、〝将来日本で職を得る時の命綱である出身

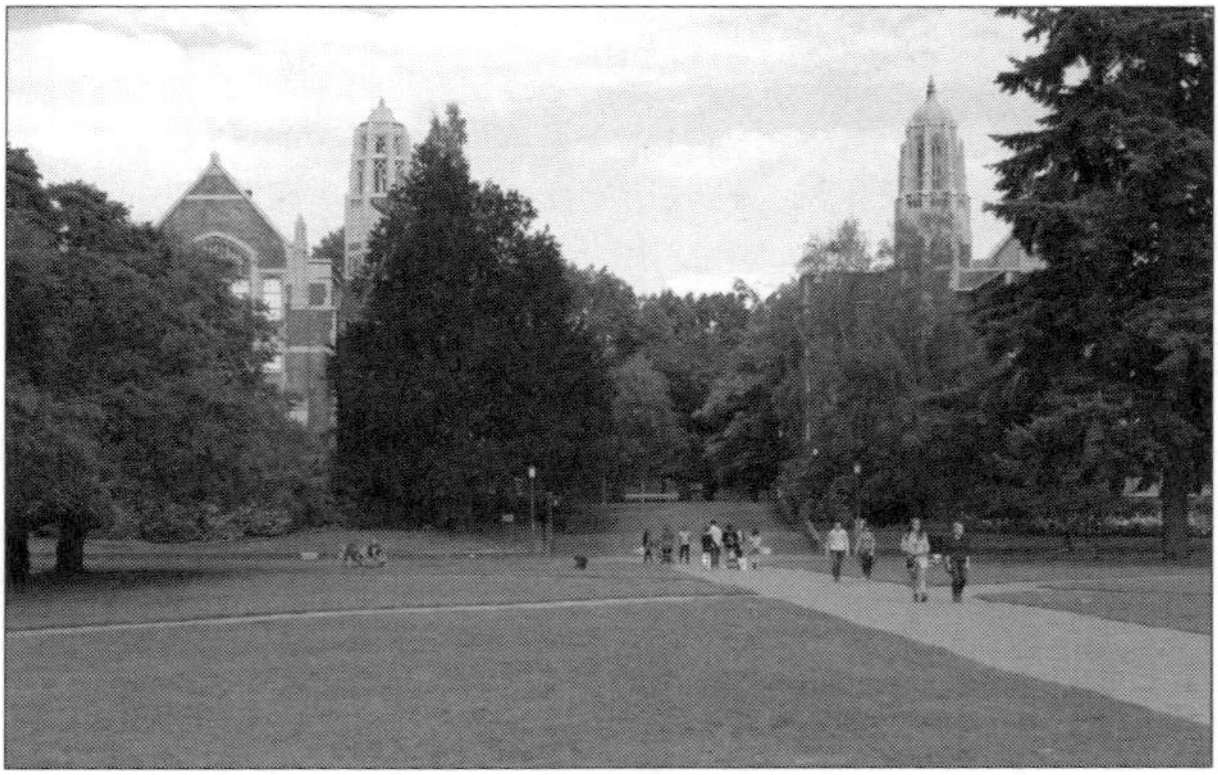

写真８　ワシントン大学主キャンパスの一風景

講座との縁を切る〃という重大な覚悟を伴うものでもあった。米国の大学社会にあっては、〃ただ必死で頑張る覚悟〃以外には何か頼れる当てがある訳でもなく、他に誰か相談できる人もなかった私には、それは大きなリスクを有する賭けであった。しかし、私は日本での大学院教育までの経験から、自分の人生は自分の責任で切り開くべきだ、と強く感じていた。そして、楽天的で米国社会での生活が結構性に合うらしい妻も私の決意に同意してくれた。今になって考えてみても、当時よくあんな無謀な決断をしたものだ、と思うが、あの決断こそがその後の私の人生を非常に面白いものにするきわめて重要な一歩であった。

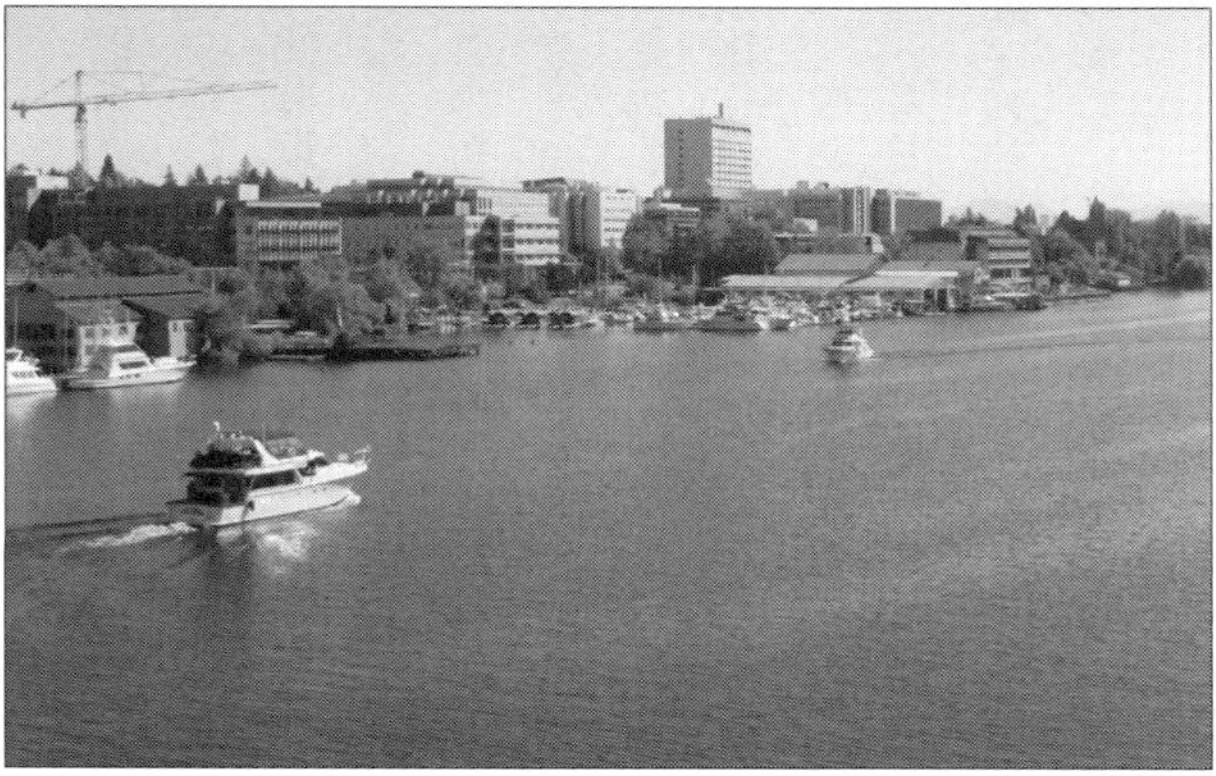

写真9　ワシントン大学医学部キャンパス全景

運命を開く

それから1970年代当初の3年間、私はエックス線結晶構造解析学と当時先端のコンピュータを駆使した研究に没頭した。この一連の研究経験は、生物現象を数字で定量的に理解する研究感覚の養成に大きく役立った。しかし、当時既にこの分野には大きな新しい波が押し寄せてきていた。それは、ウイルス等の複雑な複合体を丸ごと結晶化し、その構造を解析する、という最先端研究領域開発であった。この新領域の研究展開には数学と物理学の強固な基盤が求められたのだが、それは私の研究訓練の中で最も脆弱な部分であった。そのため、私は将来この先端領域で競争的研究を続けていくのは無理だと考え、エックス線結晶構造解析学の知識を生かしつつ、本来の生化学研究に主軸を置くことが私の将来には適切である、と結論した。そこで、1975年、ワシントン大学医学部の古巣である生化学科のアール・デーヴィー（Earl Davie）教授研究室に移籍し、血液凝固因子と阻害因子（いずれも糖蛋白質）の精製とエックス線結晶学構造解析に向けた結晶化を進める一方、これら因子の機能に関する生化学的研究に取り組むことにした。

脱兎のごとく

米国の大学における私のキャリアの初期段階で特筆すべき最初の幸運は、１９７７年、National Institute of Health（NIH、米国立衛生研究所）の Research Career Development Award を獲得したことである。これは、assistant professor から associate professor の初期レベルの若手研究者に与えられる、いわば研究登龍門ともいえるアウォード（賞）で、５年間にわたり給料と研究費を保証するものであった。獲得には厳しい競争があり、外国人である私が獲得できたことは大変名誉なことであった。私はこのアウォードの保証（テニュア）期間中に、米国アカデミア界での強固な基盤の確立と当時巨大なうねりとして迫ってきていた新研究分野である分子遺伝学／分子生物学への参入を重要な達成すべきゴールとして設定した。

１９８０年になり血液凝固と阻害因子の生化学的研究が一段落つくと、直ちに私は分子遺伝学の修得を兼ねた最初のプロジェクト、ヒトα_1アンチトリプシンのｃＤＮＡクローニングに取り組み、翌１９８１年には論文を発表した。そして次に、血中濃度がきわめて低いため当時非常に困難であると考えられていたヒト血液凝固第Ⅸ因子のｃＤＮＡクローニングの仕事に焦点を移した。ところが1982年初頭にOxford大学の強力な研究グループも同じ研究課題に取り組んでいて、既に論文作成を開始している、との噂が伝わってきた。デーヴィー教授は、「先を越されたからこの研究は諦めたほうが良い」とアドバイスしてきた。しかし、論文発表は投稿からどんなに早くても3カ月間は掛かることから、私は「3カ月間、死に物狂いで研究を進め、それで目的が達成できないなら諦める」と考え、直ちに実行に移した。その夏、Oxford大グループの論文がNature誌に掲載され、それに遅れることわずか2週間で私の論文がProceeding of National Academy of Science誌に掲載された。驚いたことに、この英国の競争相手の論文は、ヒト第IX因子遺伝子の部分構造を報告するものでしかなかった。一方、私のcDNAクローニング研究の方は全構造をカバーしており、遺伝子組み換え第IX因子の生産に直結し、血友病患者の治療に大きく貢献できる可能性をもつものであった。そのためであろうが、翌9月にはフランスの関連国際賞が私の研究に与えられた。実際、企業による遺伝子組み換え第IX因子の生産と臨床テストは90年代半ば頃までに終了し、旧特許法下であったことも幸いして、その後2000年代終盤までの長期間、ワシントン大学に大きな特許料収入をもたらすことになった。リスクに挑戦し、背水の陣で研究を推進した結果、私は大きな幸運をつかむことができたのであった。

私はこれらの成果に基づき、新たなＮＩＨの研究費を獲得し、１９８５年にはヒト第Ⅸ因子遺伝子の完全構造を発表した。これは当時、数多くあるヒト遺伝子の中で、完全に構造が解明された最初の遺伝子であった。その後、他の血液凝固系因子を含め、私は30数個あまりのさまざまな蛋白質のｃＤＮＡといくつかのヒト遺伝子のクローニングに直接あるいは間接に貢献する機会を得たのだった。ただ、後に残念に思ったことは、80年代当時、他にも医療上大きな価値をもつ蛋白質がいくつも手付かずに転がっていて、それらのｃＤＮＡクローニングは私にとっては容易なものであったのだが、私の限られた研究視野のために貴重な機会を見逃してしまった点である。基礎研究と応用技術開発は一直線上にあったのだ。

自らの人生は自ら決める

１９８０年代に入ると、バイオベンチャー企業との共同研究や顧問の仕事、それに

NIHの研究費申請審査委員の仕事等も加わり、私は多忙な生活を送った。そんな中、1983年、私はサバティカルリーブ（7年毎の研修休暇）を取りハーバード大（医学部）に行くことになった。そこで、先端研究分野で激しい競争下にあった最初の心血管因子造成因子（アンジオジェニンと命名）のcDNAクローニングを成功させ、また遺伝子構造の解明も行った。この成果は、がん治療に画期的新分野を開くものとして、ニューヨークタイムズを始め、テレビや雑誌等、メディアにも大きく取り上げられた。後にミシガン大学に移籍するまでの3年間、私はワシントン大学との兼任でハーバード大学に在籍することになった。この時期、私にはいくつもの大手製薬会社やハーバード大学を含め主要大学から移籍の誘いがきていた。そして、熟考の末、1986年、私はミシガン大学医学部人類遺伝学科に移籍することにした。ミシガン大学では、私は研究に加えて大学院教育活動にも深く関わり、きわめて多忙だが充実した日々を送ることになる。

ワシントン大学時代は、ゼロから始めた私の人生の中でも、米国アカデミアにおける自分の居場所をしっかり確立して行った重要な段階に当たる。その中でも、1980年代はとくに生産的で重要な時期になった。若かったこともあって、新研究領域にも積極的に飛び込んで行く意欲とエネルギーを私はもっていたように思う。

若い頃、シアトルで私は手術を要する病気も経験したが、それでもスキーにゴルフ、軽飛行機の操縦訓練、スキューバダイビング、車旅行やキャンプ、秋はキノコ狩りを兼ねた山歩き、加えて、ワシントン大学剣道クラブの部長を務める等、一年中多忙ながら大いに楽しんだ。

シアトル時代には二人の子供にも恵まれた。私にとってシアトルはまさに第二の故郷であり、深い愛着を覚える街となった。後年、退職してからの安住の地となったのも自然なことであった。

（2015年10月10日）

1・3　新たな挑戦

東への旅立ち

前述したように、1970年の秋、私はポストドクトラルフェローとしてワシントン大学にやってきたが、それから一年後には米国社会で自分の将来を切り開いて行く決心をしていた。そして、80年代半ば、米国および日本の複数の大学や大手製薬会社から強い移籍勧誘を受けるようになり、熟考の末に、優れた教授陣と落ち着いた環境をもつミシガン大学に移籍することにしたのだった。この私の決断には、ワシントン大学医学部医学遺伝学部門のジョージ・スタマトヤノプーロス（George

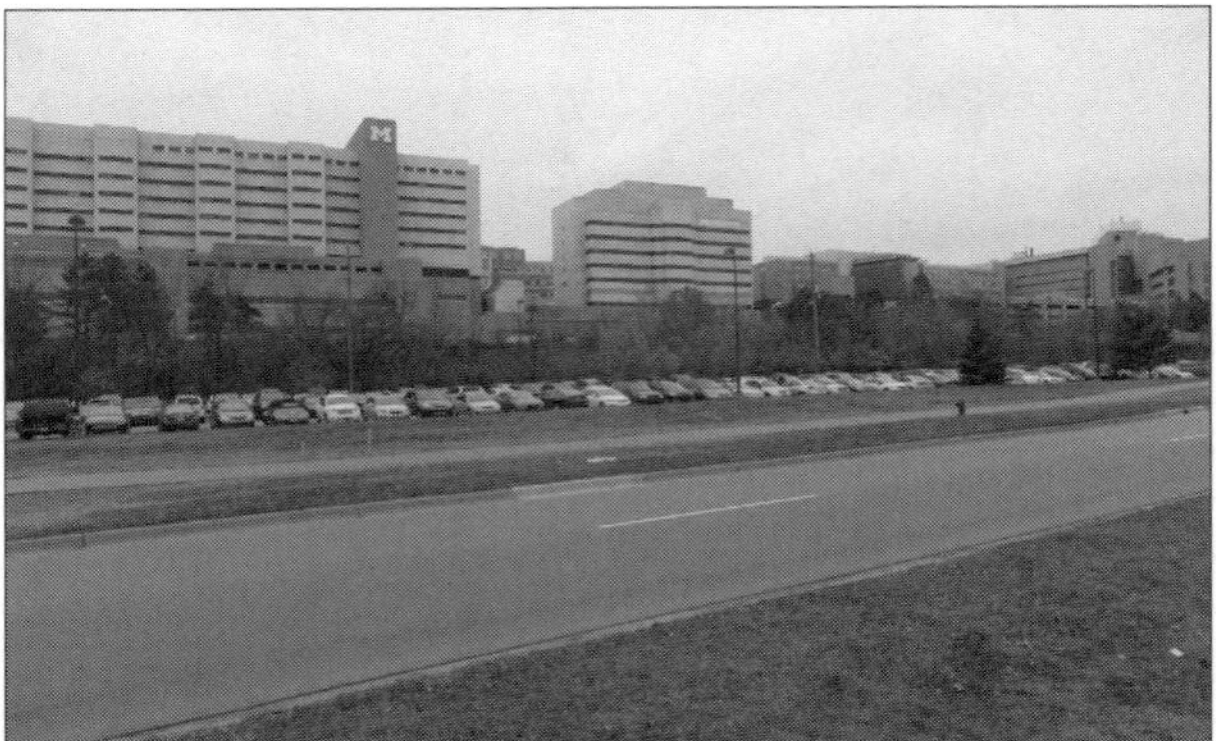

写真10　ミシガン大学病院の北側風景。基礎系学科の建物は右端の建物に連なる一帯にある。

Stamatoyannopoulos）教授によるアドバイスと私への強い信頼が大きな役割を果たした。今でも彼には深く感謝している。

ミシガン大学は、米国中西部に位置するアンアーバーにある。この大学街は、冬場は厳しい寒さに見舞われるが、米国北西部に位置するシアトルと違い、仕事上の用事で出かける機会が多い東海岸へのアクセスが非常によく、さまざまな文化活動も盛んで、住みやすいところである。１９８６年、私はこの大学にAssociate professor（終身雇用保障付き）として移籍し、間もなくProfessorに昇任した。そして、２００１年に日本政府の招聘で日本に戻るまでの17年の間、在籍した。私のアカデミア人生の

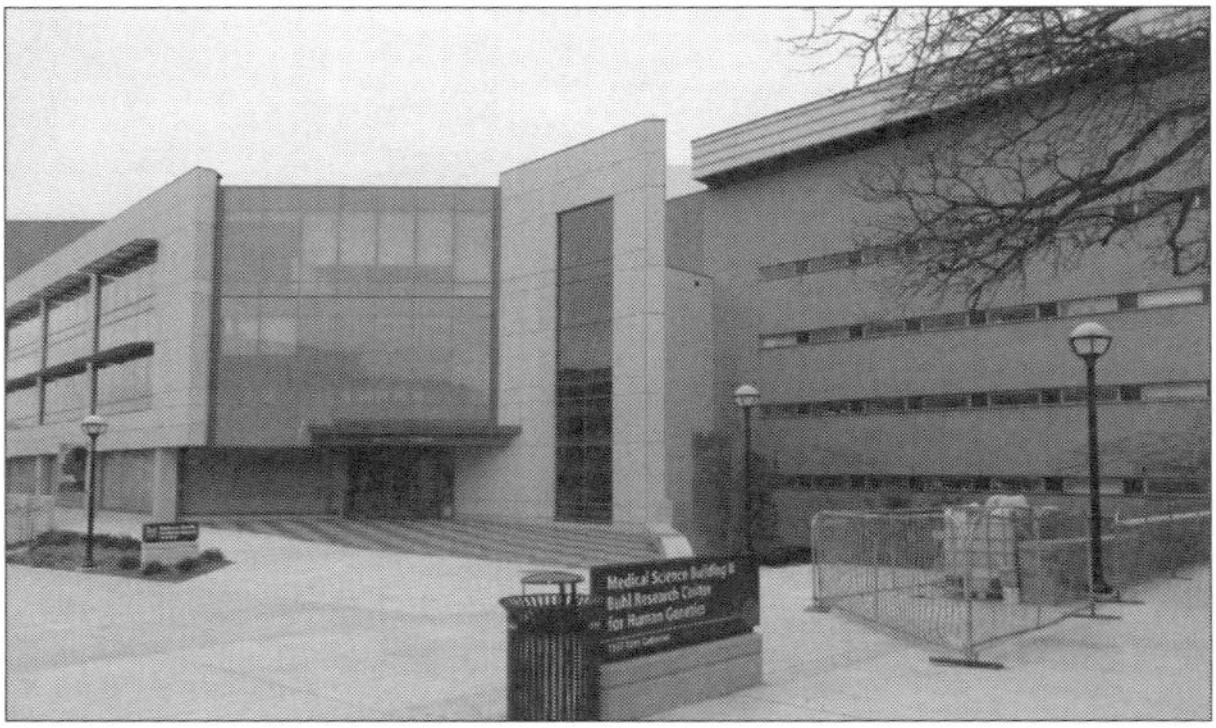

写真11　倉地研究室があったMedical Science II buildingの一部（右半分）とそれに連結している医学部図書館（Taubman Health Science Library）（左半分）。充実した、素晴らしい図書館は研究推進に掛け替えのない環境を提供してくれた。

「起承転結」でいうと、「転」期に当たる。

競争的研究から学んだもの

ミシガン大学に移籍後、研究では私はまず、ヒト血液凝固第Ⅸ因子遺伝子の発現調節分子機構の解明に研究焦点を当てることにした。当時、既に競争関係にあったOxford大学の研究グループも、私と同じような方向に研究展開を図りつつあった。1985年に私の研究グループが発表したヒト（正常人）第Ⅸ因子遺伝子の全塩基配列構造は、血友病B（血中第Ⅸ因子の欠損症）の原因となる遺伝子異常の解析や遺伝子調節研究に貴重な基盤を提供することになった。二万以上あるヒト遺伝子の中で完全な塩基配列構造が解明されたのは、これが最初のことであった。これはまた、血友病Bの研究に関して、私の研究室と競合する多くの研究室を世界的に出現させることにもなった。

異常第Ⅸ因子遺伝子の中でとくに興味深いものは、血友病B Leydenと呼ばれる血友病B家系の遺伝子であった。この家系は、思春期に至るまでは血友病Bの症状を呈するが、思春期に入るとともに徐々に自然治癒に向う、という非常にユニークな表現型をもっており、第IX因子の血中濃度は、壮年期頃には臨床的に正常なレベル（正常人平均の15％以上）にまで回復する。１９９０年頃までに、この疾患をもつ家系から約20の特異的第IX因子遺伝子異常が報告されたが、それらがどのような分子機序でこの表現型を与えるのか、については不明であった。

上記Oxford大学のグループは、第IX遺伝子の上流に位置する発現調節領域にある男性ホルモン受容体結合構造に似た塩基配列部位を4ユニット、直列に組み込んで人工的に感度を高めた発現ベクターを作成し、培養細胞を用いた発現実験で、アンドロゲン（合成男性ホルモン）がその発現を亢進させる、と報告した。90年代初頭から中頃にかけて、こうした不可思議な人工発現ベクターを用いて遺伝子発現解析を行う研究が流行っていた。一方、私の研究室は、自然の遺伝子構造そのままを用いた一連のベクターを作成（男性ホルモン受容体結合類似部位1ユニットを含む）、培養肝細胞による発現実験を行ったが、アンドロゲンによる有意な発現亢進は観察できなかった。当時、Oxford大学グループとの矛盾が、一体何に起因するのかについては不明であった。この答えは、しかし、その後私の研究室が展開した遺伝子組み換えマウスを用いたヒト第IX因子遺伝子の発現解析から得られることになった。この詳しい説明は後述するが（第3章）、〃血友病Bは男性の病気〃の先入観に基づく研究展開を急いだOxford大学グループが得た結論は誤りで、研究論理に基づきじっくり進めた研究から得た我々の結論が正しい、と証明されたのだった。科学の発展は、正確な知識の積み重ねによって初めて得られるのである。

独創的研究を求めて

さて、ミシガン大学への移籍を機に、私は新たな、独創的研究の可能性を探索していた。その中で私の強い注意を引いたのは、一連の疫学的研究から示唆されている「血液凝固の活性は

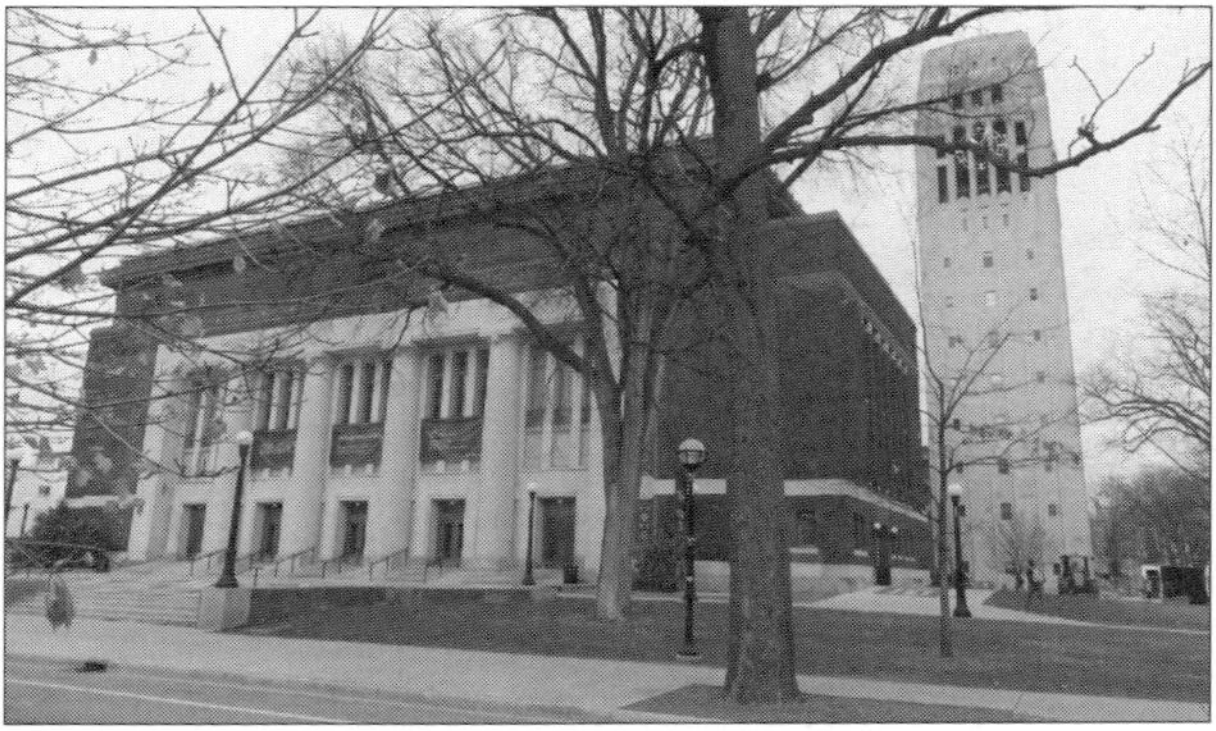

写真12　大学のメインキャンパスにある、Bell Tower（カリオン）とHill Auditorium。長い歴史と理想的音響効果を持つ多目的講堂（auditorium）は世界的に著名な交響楽団の演奏にも頻繁に使われ、Bell towerと共に、大学を象徴する建物である。

年齢と共に徐々に上昇する」現象であった。これは、第Ⅸ因子を含め、実質すべての血液凝固因子の血中濃度が年齢軸に沿って徐々に上昇する一方、抗凝固因子や線溶系因子（血液凝固塊を溶解するシステムの因子）の血中濃度は、年齢軸に沿ってほぼ一定か、むしろ低下する現象があり、その結果、全体バランスが血液凝固亢進に傾くためであると推察された。これは、血液凝固の年齢軸恒常性に関わる現象である。その分子機構については、当時全く何もわかっていなかった。しかし、この現象がもつ生物学及び医学上の重要性は明らかで、私はその分子機構の解明をライフワーク研究と位置付け、挑戦することにした。幸いこの新規研究分野の開拓

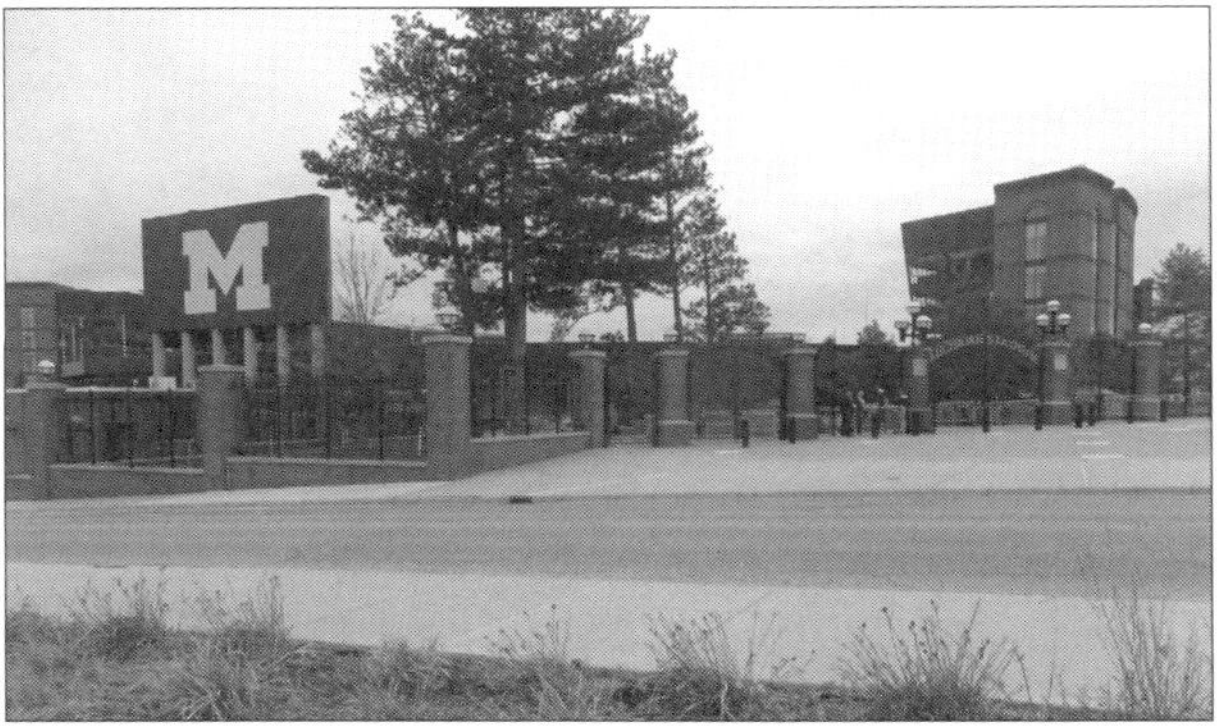

写真 13　ミシガン大学アメリカンフットボールスタジアム。鉢状の競技場の下半分は道路レベルの下に埋まった構造になっていて、アンアーバー市の人口とほぼ同じ 11 万人以上の収容能力を持つマンモス競技場。秋のフットボールシーズンには、これが満席になる。

研究には既に十分な研究経験と知識をもっている第Ⅸ因子遺伝子を最初の実験モデルとして用いることにした。

血液凝固に代表される生理反応系の年齢軸恒常性調節分子機構の研究には、培養細胞（in vitro）評価系は無力であり、大変な手間はかかるが、生体（in vivo）、つまり実験動物を用いた評価系を用い、年齢軸に沿った長期的解析が求められた。私の研究室は、遺伝子組み換えマウスを用いた試行錯誤の実験に明け暮れ、結局、4年近い年月を要したが、信頼できる評価系の確立に成功した。そこで、改めて一連のヒト第Ⅸ因子の遺伝子発現ベクターをもつ遺伝子組み換えマウスを作成し、この評価系を用い、

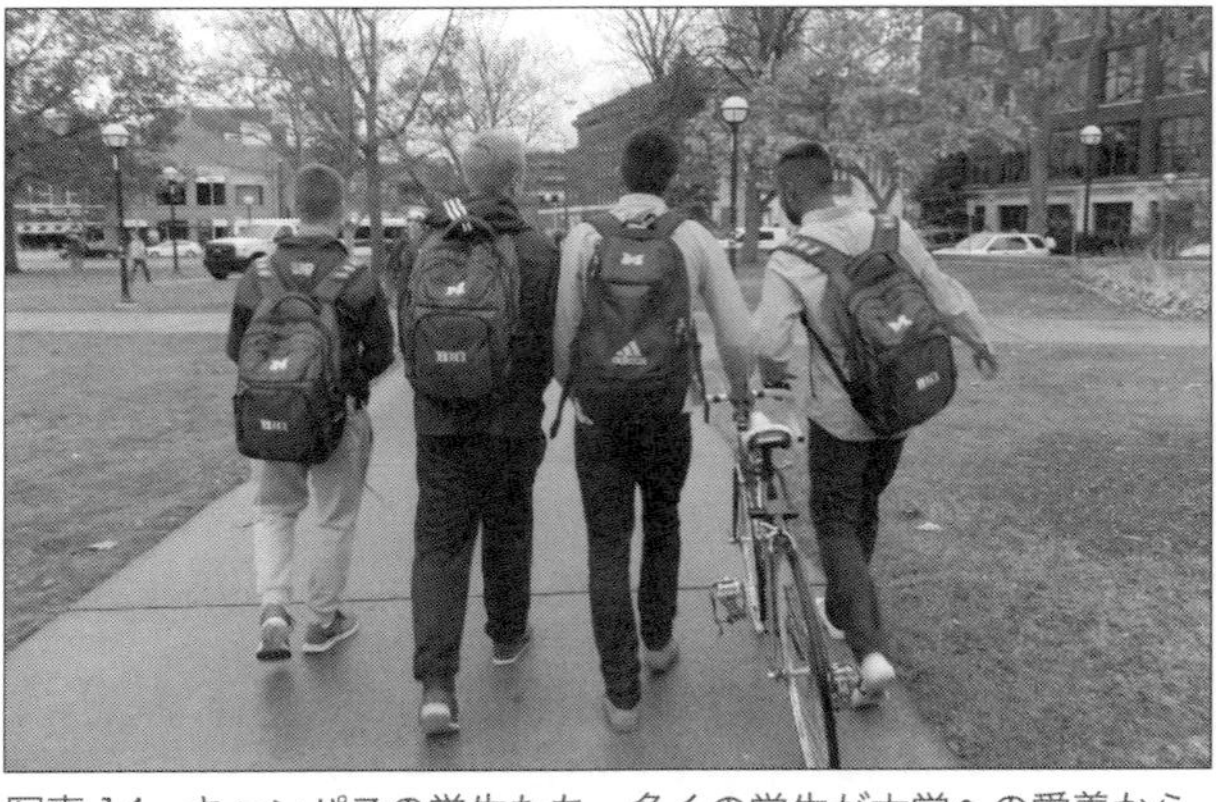

写真14　キャンパスの学生たち。多くの学生が大学への愛着から、ミシガン大学のシンボル、Mの付いたバックパックを背負っている。

個々の動物のヒト第IX因子血中濃度を、２年から3年の間（マウスの平均寿命）にわたり、毎月測定することにより、年齢軸に沿ったその変動パターンを確立して行った。この気の遠くなる様な動物実験から、幸い、私の研究室は世界に先駆け、ヒト第IX因子遺伝子の年齢軸に沿った発現調節分子機構の解明に成功したのだった（１９９９年、Science 誌に発表）。

この分子機構には、２つの特異な遺伝子エレメント、ＡＳＥとＡＩＥ（それぞれ、年齢軸に沿って発現を安定化、または上昇させるエレメント）が関与していて、それらの組み合わせで、４つの特異的な年齢軸遺伝子発現パターンの演出が可能になると予想されたが、それも動物実

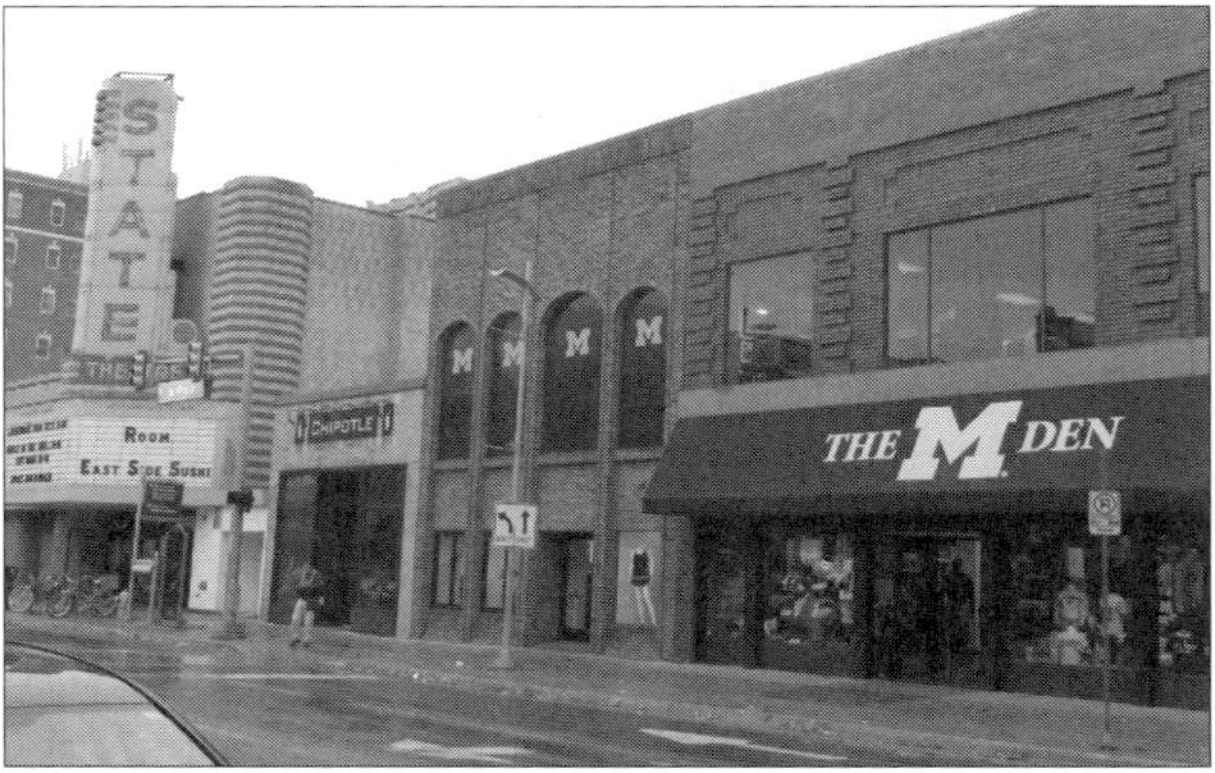

写真 15　大学キャンパス横の学生通り（State Street）の一角。伝統ある古い映画館とミシガン大学関係の衣料や雑貨の店の風景。

験により実際に証明することができた。私は、この機序を「ＡＳＥ／ＡＩＥ型年齢軸恒常性分子機構」と命名した。世界に先駆け、初めて解明された年齢軸恒常性分子機構である。さらにその後、ＡＳＥおよびＡＩＥに特異的に結合して機能を発揮する核内蛋白質の同定にも成功した。

この分子機構に加え、おそらく10以上の、まだ未同定の基本的年齢軸恒常性分子機構が存在すると推測されたが、それらの組み合わせにより、さまざまな生理反応の年齢軸に沿った複雑な調節が行われているのであろう。また、後に述べるが、私の研究室は、さらに研究を進め、血友病B Leyden の表現型をもつマウスモデルの作成にも成功した。このマウスモデルを用いた一連の実験から Leyden 表現型はＡＳＥ部位の遺伝的変異で起きることを証明することができた。

ミシガン大学に移籍後、私の研究室は血友病Bを疾患モデルに、まだ黎明期にあった遺伝子治療の開発にも取り組んだ。遺伝子組み換え第Ⅸ因子蛋白質を臨床的に有意な血中レベルで長期間安定に体内で産生する治療法の開拓である。私の研究室では、主に骨格筋を第Ⅸ因子生産工場に変換する方法の開発に焦点を絞った。確立できれば、さまざまな血中蛋白質異常症に広く応用できる治療法となる可能性をもっていた。この研究は、後述するように、2001年、私が日本政府の招聘を受け、つくばの独立行政法人産業技術総合研究所（産総研）に移籍する前の時点で、既にヒトへの応用に向けた準備段階に達していた。しかし、着任したこの研究所には、旧式で低レベルの動物施設はあるものの、私どもの研究に耐える動物実験施設がなく、また、この研究分野の人材も不足していたため、研究は中止せざるを得なかった。

ミシガン大学では、上記の諸研究に加え、ワシントン大学時代に新規に発見していた膜会合性蛋白質分解酵素（ヘプシンと命名）の機能解析等の研究も遂行した。それに、私は他大学の研究者や企業と間断のない共同研究および顧問活動も続け、多くの成果を挙げることができた。

充実した人生の「転」期

私の人生の中で、ミシガン大学時代は、研究に加えて医学部の大学院教育にも全力で取り組んだ時期であった。私は、90年代に米国研究界が経験した非常に厳しい研究費困窮の中にあっても、幸い、必要なＮＩＨ研究費を間断なく獲得し続けることができたし、共同研究を通して企業の研究資金も得ていた。そして、常任スタッフとともに、大学院学生および学部学生の研究訓練を行い、国内外から参加してきたポストドクトラルフェローを主戦力に、鋭意研究推進を行ったのだった。一方、教育活動では、学科の主要講義「遺伝病の分子機序」コースを受け持ち、後に高度に専門化した大学院講義のコース責任者を務めた。さらに、学生の研究倫理教育の重要性の認識から、学科と医学部大学院での倫理教育にも深く関わった。

また、１９９０年初頭には学科の admission chairman（入試部長）の重責も負った。これは、米国内外からの多数の応募者の中から大学院教育プログラムに採る学生選抜と奨学金等の確保等の責務に加え、学生部長としての役目も兼ねていて、在籍中の学生の教育・訓練全般に監督責任をもつものであった。これらに加え、私はＮＩＨの研究費審査委員会の非常任（ad hoc）および常任委員、それに米国心臓財団の研究費審査委員会の委員も長く務めた。

ミシガン大学時代は、多忙を極めたが、私にとっては教育活動と独創的研究に没頭することができた、非常に生産的で充実した時期であった。そして、この間に米国内外のアカデミアと大手会社およびベンチャー企業、政府機関の多くの人たちと交わることができた。これらの経験は、その後私が遭遇するさまざまな困難を乗り越えていくうえでの必要な知識と洞察力、決断力の強化に大きく役立ったのだった。

（２０１６年1月10日）

１・４　日本への回帰

運命に任せて

　１９９９年末頃、ミシガン大学に在籍中の私に日本政府（経済産業省）から招聘打診がきた。翌年これを受ける決断をした私は、２００１年４月、工業技術院の独立行政法人化により創生された産業技術総合研究所（現在、国立研究開発法人）に移籍した。初年度はミシガン大学と兼任し、新規に設立されたジーンディスカバリーセンターの、そして次年からはこれを改組して新しく創生した年齢軸研究センターの所長を務めた。産総研では、多くの深刻な問題が次々と起こり、研究推進に大きな皺寄せがきて苦労

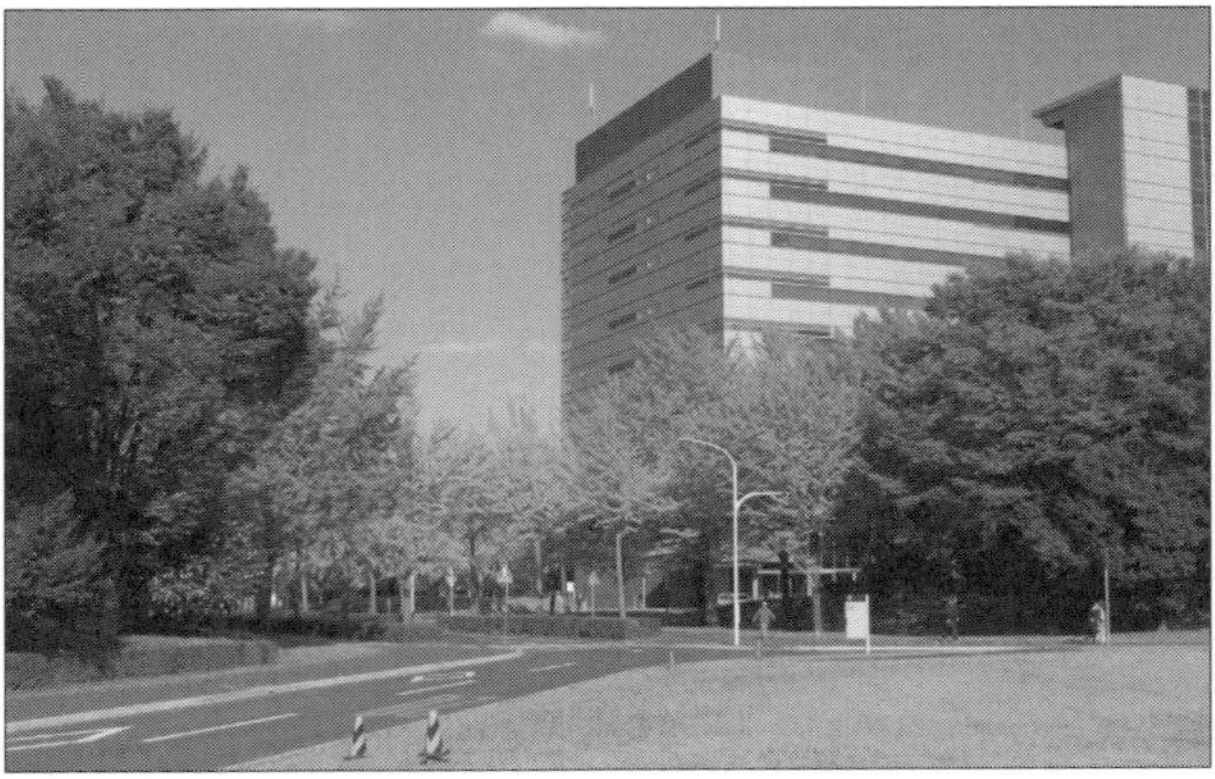

写真16　産総研のつくばキャンパス本部と周辺。秋には銀杏の並木が美しい。

の連続となった。2010年3月、産総研を退職し、4月から九州大学（九大）の理事・副学長に就任した。そして、2012年3月で九大を退職するとともにシアトルに移住、今日に至っている。日本での11年間は、私の人生の「起承転結」における「結」前期に当たる。

予期せぬ展開

1990年代初頭に起きたバブル崩壊後、日本はデフレ経済に苦しみ、国家経済再生を探る政府は、政策の中に改めて科学技術革新の強化を盛り込み、バイオ研究分野の活性化を重要な柱の一つとした。これが日本政府（経産省）の招聘で、2001年4月、私が工業技術院の改組により創生された（独）産総研に移籍してきた社会背景であった。1970年に日本を後にして以来、米国に在住していた私には、もう日本には強い人的繋がりはなかった。そんな中で私に招聘の声がかかったのは、米国大学で長年取り組んだ研究と教育活動、知財創出と医薬品産生への貢献等が評価されたものであろう。

私の産総研への移籍に際しては、ミシガン大学と明快な合意（material transfer agreement, MTA）を整え、産総研との間で密接な連携作業が求められた。細心の注意を払った移籍作業だったが、実際には思いもかけない事態に直面することになった。それは、国の研究所である産総研に、小規模ではあっても私の研究に必須な特定病原菌不在動物施設、specific pathogen free（SPF）施設がないことであった。移籍に際し、私が希望を出していた新しいSPF動物施設の建設計画はあったが、その完成までには2年もの時間が掛かるのだった。そのため、急遽、大変不便で収容能力も限られるが、霞ケ浦近くの民間施設、動物繁殖研究所、に小さな飼育スペースをリースすることにした。当時は知る由もなかったが、この動物施設問題は、その後7年にわたり

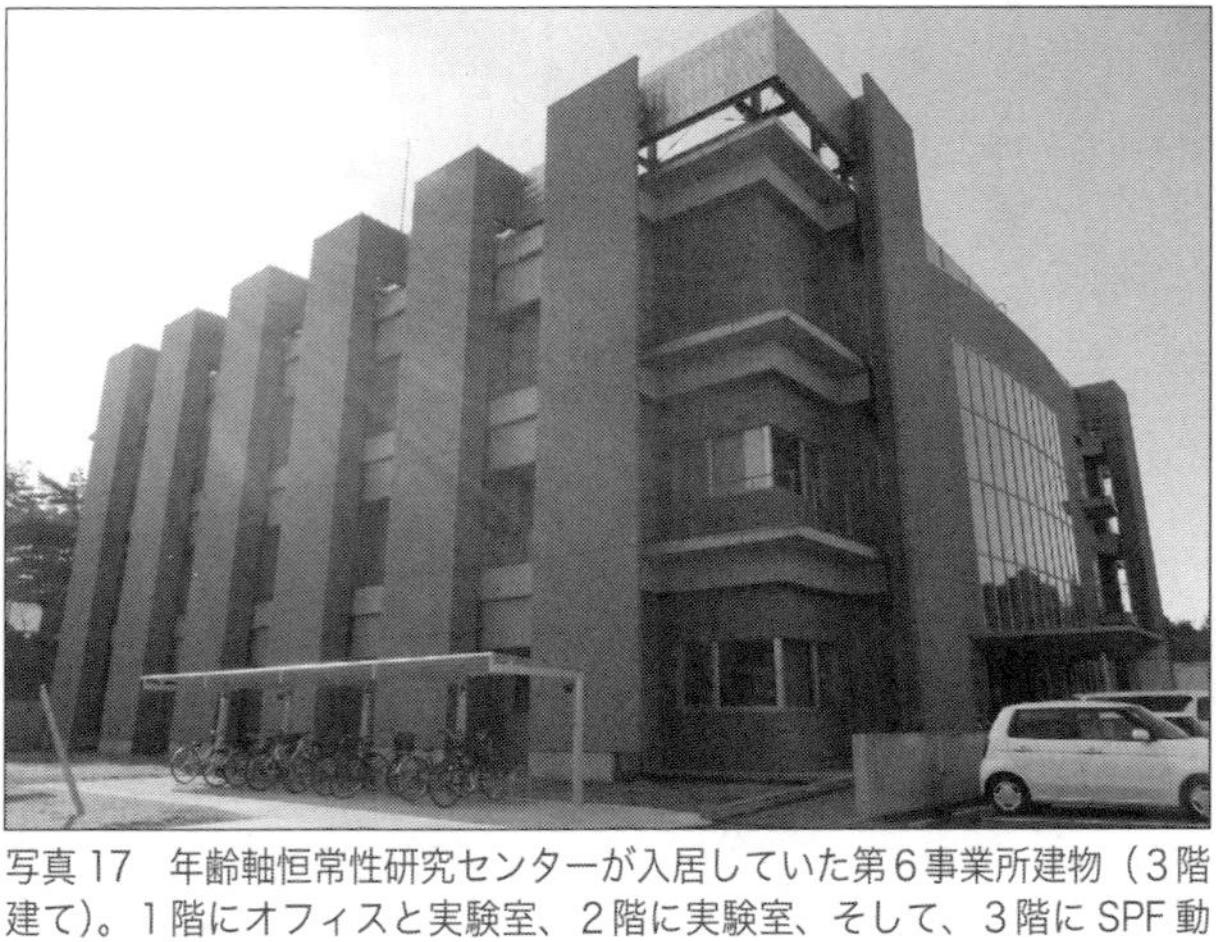

写真17　年齢軸恒常性研究センターが入居していた第6事業所建物（3階建て）。1階にオフィスと実験室、2階に実験室、そして、3階にSPF動物飼育実験施設が配置された設計。この実験棟の建設で大変な苦労をした。

私を苦しめ続けることになった。

新しい動物施設をもつ研究棟の建設計画に関しては、私の移籍前に国土交通省（国交省）による入札が終了していて、D社が元受に決まっていた。私は着任すると直ちに頻繁に持たれる設計会議に参加し、必要な間取りや機能等の希望を入力していくことになり、研究と研究センターの経営の仕事とも重なり、分刻みのスケジュールの日々が続くことになった。しかし、最新の動物施設の完成を楽しみにして、全力で取り組んだ。

2年後の2003年4月、いよいよ3階建ての研究棟が完成した。しかし、驚いたことに、一般研究室から3階のSPF動物飼育施設の建設全般に及ぶ不良工事が、我々研究者の検査により明らかになった。とくに、動物施設の問題は深刻で、SPF機能の設計から施工、資材の質にまで、広範に及んでいた。SPF動物施設の機能は、厳密で安定した空気流の動線確保によって達成されるのだが、それが担保されていなかったのだ。この建設問題は、行政が入札企業にプロジェクトを丸投げする構造的慣れ合い関係から誘導されたもので、私はその地雷を踏んでしまったのだ。結局、私はこの新築施設の引き渡しを拒否した。

九転び十起

２００４年度の大半は、この不良建設問題の対処について、経産省と国交省、そして国交省と建設会社間の小田原評定に費やされた。皮肉にもその間は、私にとって研究活動と研究センター経営に集中できる小康状態期間となった。この建設会社は、38億円近くの高予算で受注していながら粗悪な建築資材の使用と手抜き工事で荒稼ぎし、一方、我々研究者は、2年間にわたる貴重な時間とエネルギーを完全に浪費したのだ。

経産省と国交省、建設会社間の協議の結果、新たに7～8億円の追加予算を手当てし、この動物施設の建て直しが決まった。２００５年、建設はしたが一度も使用されなかった動物施設の撤去作業が行われた。失敗を繰り返さないために、今回は動物施設建設と管理運用に関する外部専門家3名を顧問に雇い、我々研究者と共に２００６年から２００７年、改めて設計会議等の業務に対応したのだった。そして、２００８年春、6年間待ちに待ったＳＰＦ動物飼育・実験施設が遂に完成した。本格的動物実験の開始を、と喜んだのも束の間、何と今度は施設の試験運転中に、屋上から施設内への雨漏りが発生したのだった。

その処置を終え、施設が実際に実験に使えるようになったのは２００９年春であり、建築が始まって以来実に7年の年月がたっていた。この新動物施設は、２０１1年3月、私が産総研を退職するまでの2年間、大いに私たちの研究に貢献した。その後も、数は少ないが他の研究者も使用を続けたのだが、やがて維持費の問題に加え、使用する研究者の減少で、この貴重な施設の管理、運転は廃止になったと聞き及んでいる。ヒトの病気や生理反応系の研究にはＳＰＦ完備の動物実験施設は必須なものであり、非常に残念な結末である。

この建設問題が起きた理由の一つは、研究所に研究者を支援する専門の建設技術者がいないことであった。経産省と国交省の官僚諸氏は精一杯の努力をしてくれたが、所詮、表面的管理業務でしかなかった。それに、この困難に真剣に対応した研究者はごく一部で、他はきわめて利己的に問題から距離を置いたのだった。これは、日本の多くのバイオ研究者が、培養細胞実験（in vitro 検証）で研究を終結させる傾向が強く、生理現象の解明には少なくとも動物実験（in vivo）による検証が必要であることを理解していないからだと確信した。

新しく建設したばかりの動物施設を一度も使わず取り壊し、新たに予算を注入して建て替えることは、誰の目にも国費の無駄使い、としか映らなかった。当時国会で、野党議員がこの点について政府を追及したが、その中で私の名前も取りざたされ、忸怩《じくじ》たる思いをしたものだった。

底の見えない泥沼

２００1年4月、産総研に着任し、新設されたジーンディスカバリー研究センターの所長としてその経営に携わることになったが、1年目早々に建設以外でも重大な問題が浮上した。このセンターの副所長には東京大学工学部教授と産総研の研究職を併任し、このセンター設立に主要な役割を果たしたT氏が就いた。彼は機能性RNA研究では世界的に著名な研究者で、実際私は頼りにしていた。しかし、私が産総研に着任し、彼の研究の進め方を身近に観察するにつれ、直感的に彼の研究への不信感が芽生えた。他研究者の一部にも、彼の研究に対する批判があった。それに、研究センター運営に対する彼の利己的態度も問題であった。そして、3カ月がたつ頃には、私はT氏とは早期に袂を分かつべきだ、との結論に達していた。２００2年4月、私は、私の主研究課題である年齢軸恒常性研究分野の開拓を中心目標に据えた新しい研究センター、年齢軸恒常性研究センターを開設し、移った。当時、飛ぶ鳥を落とす勢いだったT氏に対して私が取った決断は、外部からは理解し難いものであったであろう。しかし、私の先見的判断が正しかったことは、それから2年後、外国の研究者たちからT氏の研究不正について多くの指摘がされるに至り、明らかになった。彼は、発表していた12報の論文を取り下げることになり、東大及び産総研、双方の職を失った。

産総研での9年間、私は米国大学にいた頃には想像もできない数々の困難と問題を経験した。その一つに、新研究センターの構成研究者は、産総研内部の他部署からの異動で獲得できるが、本当に必要な能力をもつ研究者を外部から採用することはできないことであった。内部の研究者の多くは、古くからの研究課題を引きずっていて、あえて新しい挑戦をしようとはしなかった。また、信じられない倫理問題を起こす研究者もいた。そして、問題が起きるたびに、私は対応を迫られたのだった。

古巣の大学へ

さて、私は2010年3月末をもって産総研を退職したが、引き続き母校九大の理事・副学長に就任することになり、4月には福岡に移った。九大では、国際関係を主担当に、男女共同参画、及び大学病院（1年間）を担当したが、30年に及ぶ米国大学での研究と教育、そして、9年間の産総研での研究センター経営の経験は、私の責務遂行に大きく役立った。大学運営における最重要なことの一つは、毎年の予算確保に加え、競争的資金獲得である。大学改革も資金を伴った政府政策に沿って行われるのがほとんどである。一方で、大学自身による自発的改革は、今も強力な部局自治に阻まれて容易

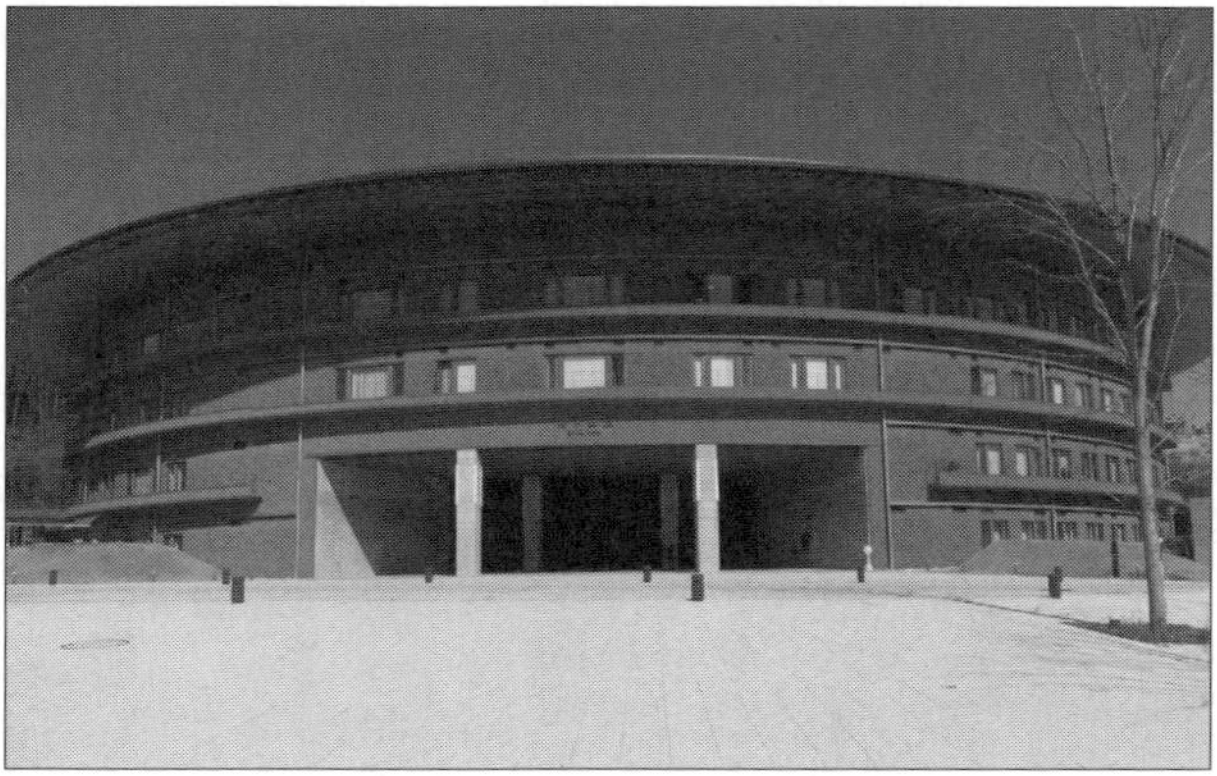

写真18　九州大学本部と講堂が収容されている建物（伊都新キャンパス）。

ではない。退職直前、私は九大の自己改革の一助にと考え、大学の強みと問題点等の徹底的分析を行い、部局長会議で発表した。大学としては初めての試みであった。

研究の集大成にむけて―年齢軸恒常性研究の新地平線

さて、産総研在籍時の私の研究展開について述べよう。SPF動物施設の問題もあって、私は初頭に次の最重要課題に主力を絞ることにした。つまり、(1) ASE/AIE型年齢軸恒常性調節分子機構の更なる確立、及び、(2) 血友病B Leyden(第IX因子欠損症のユニークな家系)の分子機序の確立とASE/A

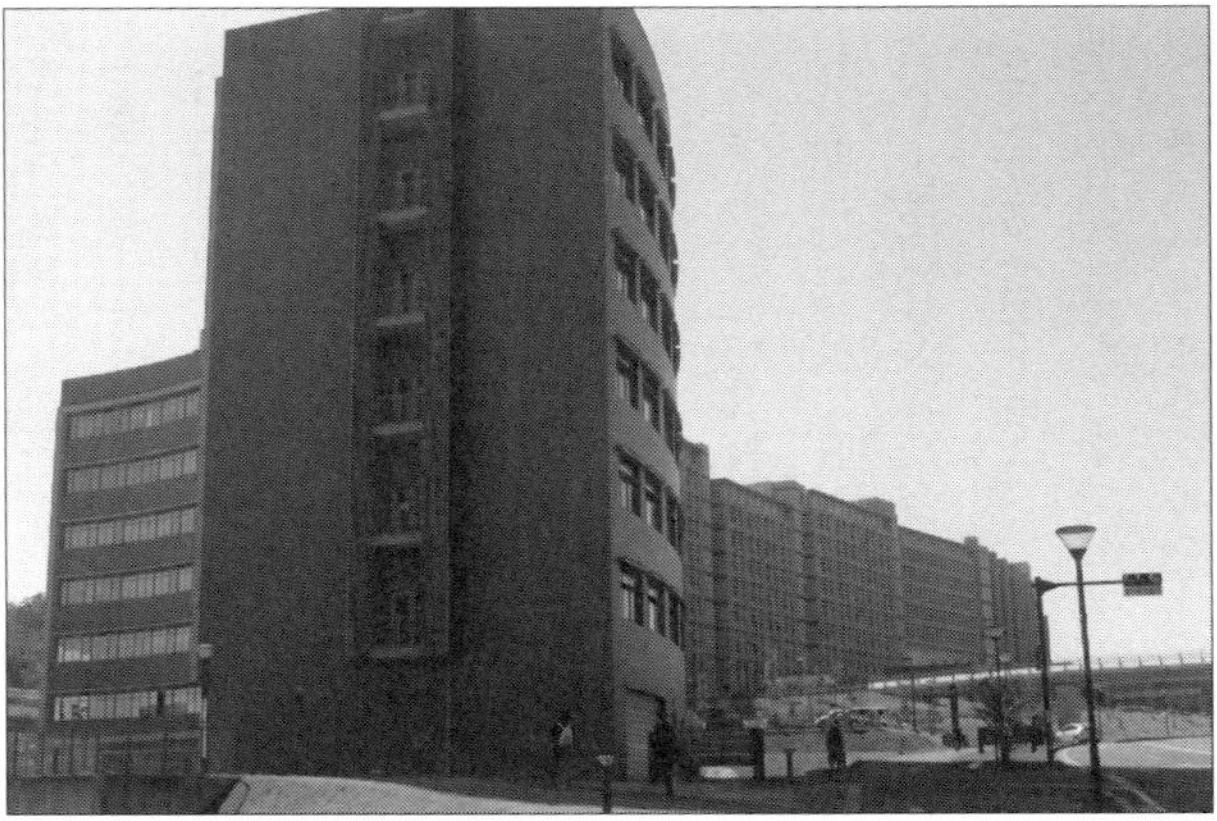

写真19　九州大学の伊都新キャンパス風景(工学系)

ＩＥ型年齢軸恒常性調節分子機構がヒトで機能することの証明、であった。（ASE：age-dependent stability element, AIE：age-dependent increase element）

（1）については、遺伝子エレメントＡＳＥとＡＩＥに結合する核内蛋白質の同定に焦点を当てることにした。ＡＳＥは、第Ⅸ遺伝子の5′上流の遺伝子発現調節領域に存在するＤＮＡエレメントで、遺伝子発現を安定化させる機能をもつ。先端技術を駆使して、ＡＳＥ断片に結合する核内蛋白質は核内蛋白質ＥＴＳ1であると同定した（Kurachi et al, PNAS, 2009）。一方、ＡＩＥは遺伝子の3′-uncoded region（ＲＮＡには転写されるが蛋白質の翻訳には用いられない領域）に位置し、転写により遺伝子情報がＲＮＡに移されると共に、そのＡＩＥ領域に特定の核内蛋白質が結合することでＲＮＡの安定性に影響を与える、と推測された。そこで、ＡＩＥを含むＤＮＡ断片を鋳型にＲＮＡを合成し、それに特異的に結合する核内蛋白質を同定することにより、核内ＲＮＡ結合蛋白質（hrＲＮＰ）中のhrＲＮＰA3であると証明した（Hamada et al, PLoS One, 2010）。

（2）については、前述のヒト第Ⅸ因子欠損症（血友病Ｂ）家系の中でもユニークな病理をもつ血友病Ｂ Leyden を正確に再現する遺伝子組み換えマウスモデルを作成し、ＡＳ

E／AIE型年齢軸恒常性調節分子機構の役割を検証することにした。血友病B Leyden家系では、思春期前までは血友病だが、思春期を期に徐々に自然治癒が誘起され、壮年期頃には血中第IX因子濃度が健常人域にまで回復する。この機序について、多くの研究発表がなされたが、血友病＝男性特有疾患、の先入観に囚われたお粗末なものばかりであった。血友病B Leydenの原因となるヒト第IX因子遺伝子の5′上流untranslated region（蛋白質に変換されない部分）の特定の狭い領域に特異的変異が存在する。その中でも典型的血友病B Leydenを誘起する変異、塩基番号マイナス20位のA→T変異を実験モデルに、ASEとAIEの組み合わせをもつ一連のヒト第IX因子遺伝子発現ベクターを作成して遺伝子組み換えマウスを構築、年齢軸に沿ったヒト第IX因子の発現を詳細に解析した。その結果、血友病B Leydenの特異的病理にはASEおよびAIEの機能が本質的役割を果たすことが明らかになった。変異によるASEの正常な機能喪失により、第IX因子遺伝子の発現は思春期に至るまで背景レベルに抑えられる。しかしその後はAIEの機能により、加齢とともに徐々に回復してくることが明らかになった。一連の遺伝子組み換えマウスがヒトの疾患である血友病B Leydenを正確に再現できたことから、ASE／AIE型年齢軸恒常性調節分子機構はヒトでも機能することが結論された。また、思春期を機にした血友病B Leydenの自然治癒は、思春期と共に分泌が上昇する性ホルモンの刺激により下垂体から分泌される成長ホルモンの作用によるものであり、雌と雄、いずれでも起きることを証明した（Kurachi et al, PNAS, 2008）。

これらに加え、年齢軸に沿ってマウス肝組織の数千の蛋白質と遺伝子発現の変動を定量し、データベース化した。その解析から、年齢軸恒常性の複雑な調節には、少数の基本的分子機構がさまざまな組み合わせで関与していることが推測された。その他、老化研究とも重なる年齢軸恒常性の新研究分野開発に関連した研究を遂行した。

研究人生に悔いはなし

産総研では、動物施設建設の問題から、当初期待したような研究展開が不可能になり、私は無念の気持ちを味わった。しかし、人生を振り返る時、どの段階でも精一杯、純真に研究の本髄に迫る仕事をし、楽しみ、成果を残してきたことは誇れるものである。産総研2年目には、米国大学に在籍時から温めていたベンチャー起業（アドバンジェン

advangenと命名）も実現した。

人生は上を見ても下を見てもきりがないものである。これまでさまざまな経験をし、目的を達成しては大いに喜び、意にかなわないことが起こると落胆もしてきたが、いずれも全力投球してきた思いがあり後悔はない。科学研究は予測通りにいかないことが多い。そのためか私は事実を冷静に受け止め、分析し、対策を考える習性が身に付いたように思う。

（2016年4月10日）

第2章　研究とは何か

この章では、科学研究とは何か、について実験科学者としての経験から考察する。

広辞苑によると、科学とは「体系的であり、経験的に実証可能な知識」であり、研究は「よく調べ考えて真理をきわめること」とある。

一方、ウィキペディアによると、「科学（science）とは、ラテン語の scientia を語源に、知識（knowledge）を意味し、宇宙万物について、その仕組みの本質は何なのかについての系統的（論理的）で再現性のある説明（知識）と予測」とあり、研究は「ある特定の物事について、人間の知識を集めて考察し、実験、観察、調査などを通して調べて、その物事についての事実を深く追求する一連の過程のこと」とある。

つまり、科学研究は、宇宙万物、さまざまな自然現象から人間社会で生起する事象の仕組みや機序（真理）を解明する行為である。科学研究は、宇宙や地球、動植物を研究対象にする自然科学分野、それに人間社会の政治や経済などに関係する社会科学分野に大きく分けられる。それぞれがさらにさまざまな研究分野に細分化されるが、多くの分野は大なり小なり重複するものである。例えば、考古学は人間を含め生物の起源と進化、現在に至る生存の歴史を研究対象とするが、人間社会の誕生とその発展に関する社会科学研究領域とも密接に関連する。また、医学研究は、生命の機能や仕組みの解明を行う基礎研究とそれに支えられ、病気の治療や予防を行う臨床研究領域からなるが、人間社会の在り方とも深く関連する。どの分野の研究も、数学や物理学、化学、生物学、情報学、などの基礎科学に加え、さまざまな応用科学分野の最新知識と方法を駆使して行われるものである。

科学研究に必要な基礎知識

科学研究には大きく分けると、科学的論理展開に基づく予測を行う理論科学研究と、理論的考察に基づく仮説の実験的検証を行う実験科学研究がある。前者は、物理学分野でよく知られるが、ある事象が生起する仕組み・機序（真理）について緻密で創造的な論理展開を行い、理論的予測を行う。

一方、実験科学研究は、この論理的予測の真実性を実験的に検証し、その事象の機序を確立していくものである。実験科学においても、通常、初めに一定の論理的予測を行い（仮説設定）、それを実験的に検証し証明する形で展開される。これらの研究行為から得られる結論が新たな理論展開の基盤となり、研究は次の段階に進められることになる。

一九世紀末期に生まれ、二〇世紀前半に活躍した偉大な科学者アルバート・アインシュタインは、我々が住むこの宇宙万物の事象を理解するうえできわめて重要な理論である相対性原理を提唱したが、これは今日に至ってもなおその正しさが証明されつつある。これは、彼がいかに驚異的な科学的創造性に満ちた洞察力と想像力をもっていたかを示すものである。どの分野の研究にあっても、研究者には豊かな感性と創造性に満ちた洞察力が求められる。

分野によってさまざまな変形はあろうが、通常、自然科学の実験科学研究は次のようなステップを踏んで展開される。

つまり、

（１）仮説の設定（研究に至る背景と何を解明／証明しようとするのか、研究目的）
（２）具体的実験計画（方法論と実験の手順）
（３）実験の遂行
（４）結果の考察と結論のまとめ
（５）研究論文（原著）の作成（一般的書式には、タイトルを始め、著者名と所属、研

究の要旨、研究背景と仮定、実験方法、結果、考察、謝辞、参考文献が含まれる。簡略化した書式もある）

（6）審査（査読）プロセスをもった科学雑誌（ジャーナル）への発表。

科学研究は、原著研究論文（いわゆる研究論文、研究の公式原文記録）の発表まで終了して初めて完了する。研究論文発表による研究報告がなければ、その研究は未完成のままであり、研究成果は公認されることはない。従って、科学論文は、「研究努力の結晶」ともいうべき重要性をもつものである。科学論文は、第三者の研究者によってその研究が再現され、混乱なく検証（追試）が可能なように、簡潔だが明瞭に記述されていなければならない。

科学実験では、複雑な環境の下で生起している自然現象の機序を、人工的に厳密に設定した一定の条件下で再現し、得られる結果を分析することによって解明しようとするものである。従って、実験条件設定や実験遂行、結果（データ）の解析と論理的解釈に曖昧さや意図的歪曲があったり、ましてや研究者の考えに都合の良いように捏造されたデータ等の不正が入り込むことがあってはならない。もしそのようなことがあれば、それはもはや科学研究ではなくなる。実験科学研究では、各実験ステップに誤りがないことを明確にして次の段階に進むことが重要である。この科学研究のプロセスは、ブロックを積んで建物を造るプロセスに似ている。基礎を始め、各段階においてブロックがしっかり間違いない状態で積まれていることを確認しながら作業を進めなければならない。もし、どこかの段階で発生した誤りを見過ごすと、それが原因で建物全体が瓦解することになる。研究の場合は、論理の辻褄が合わなくなり、論理破綻に陥り、それまでの研究努力は失敗に終わることになる。

サイエンティストに求められる資質とは

次に、科学研究において求められる研究者の感性と創造性、洞察力について考えよう。科学研究における創造性は、文学や芸術における創造性と何が異なるのであろうか。科学者として素晴らしい研究能力があり、素晴らしい論文が書けるからといって、必ずしも優れた小説が書ける作家になれるものではないし、また、その逆もいえる。

小説家は、豊かで限りない想像力を駆使して架空の世界（fiction）を創造する。そこに描写されるものは、現実の世界とは全くかけ離れた、全くの作り話であってもかまわない。問われるのは、その空想話にそれなりの論理的一貫性があって、人間の本性の一面を浮き彫りにすることに成功しているか、否かであろう。また、歴史的人物や社会状況を描くノンフィクション（non-fiction）のジャンルでは、事実に基づき話が展開するが、その描写には書き手の主観が加わり、強調もあり、微妙に脚色されていたりする。では、絵画や芸術的写真の世界ではどうであろうか。印象画や抽象画にみられるように、画家はそのみずみずしく豊かな感性によって感知し、自由奔放な創造性を存分に生かして対象の本質を見事に表現する作品を創作する。写真家も、光の魔術的操作によって、見る者を感動させる創造的で芸術性豊かな写真を撮る。芸術家たちは、芸術的感性を全開にして、自由に思う存分創造性豊かな作品を生み出すのである。

一方、多くの研究者が備えもっている感性は、その本質において芸術家がもっているそれと別に異なるものではないと思う。ただ、それが科学的論理思考と結びつくことにより、研究に求められる創造性と洞察力を生み出すことになる。この科学研究者に求められる創造的洞察力は、徹頭徹尾科学的論理に従い、事実に即した証拠を基盤にした思考から出てくるものであり、芸術家の感性から紡ぎ出される自由で創造性に満ちた想像力とは異なるであろう。では、科学的論理に厳密に従う研究における思考には何か不便性や不都合があるか、というとその逆で、感性は研ぎ澄まされ、真理の解明を求める洞察力は強まり、知的好奇心が掻き立てられるのである。

さて、科学研究において、当初仮定した理論的予測を実験的に証明し、研究を次の段階に発展させることができるのは、研究者にとっては大きな喜びである。

しかし、実際に研究を進める時、必ずしも最初に既知の知識基盤に立って行った予測に合致する実験結果が得られるとは限らない。時には、どうにも説明がつかない結果が得られて、頭を悩ますことになる。しかし、これは青天の霹靂《へきれき》、思いもかけない重要な発見をする可能性があることを示唆するものでもある。こんな時こそ創造的洞察力を研ぎ澄まし、フル稼働させて研究者としての幸運を追う時なのである。

研究資金を獲得するために

ところで、現代の基礎科学研究を考える場合に無視できない重要な要素がある。それは、研究を遂行するためには相当な研究予算（研究費）が必要であることである。ペンと紙があれば理論展開が可能な数学や理論物理の分野は今もまだあるであろう。一方、実験科学の分野においては、大掛かりな実験施設を必要とする素粒子物理学研究や臨床医学研究の様に、何十億、何百億円といった巨額の研究予算を必要とする領域もある。バイオ関連研究や多くの基礎医学分野にあっても、高価な実験機器や施設、資材、それに人件費を含めると、一つの研究室運営には数千万から数億円規模の予算が必要となる。多くの研究資金は、国民からの税金を原資とする公的資金であるが、国の機関を始めとした公的機関から競争的配分法によって研究者に分配される（ここでは、内部資金により支援される私企業や私的機関における研究については触れない）。研究者は、研究資金の獲得のための申請書を作成し、多くの研究者との厳しい競争に打ち勝って審査を通り、研究費を確保することによって始めて継続した研究を遂行することが可能になる。なお、研究者が研究費の申請を行うためには、研究環境の整った大学や研究機関に所属し、その研究施設や支援システムの利用が可能である状態にあることが前提条件となる。

　以上のように、今日の社会状況にあって研究者として科学研究が遂行できる環境を整えるのには、通常、大学院訓練までを終了し、適切な職場を獲得する等、とくに若い時期に相当な努力が求められる。しかし、一旦、そのハードルを越せば、存分に研究を楽しめる人生を創っていくことが可能になる。科学研究者は、旺盛な好奇心のもとに、創造的思考を研ぎ澄まして研究を展開し、純粋に知的挑戦に没頭できるのである。

第３章　科学研究とジャーナリズム

知識基盤経済社会と呼ばれる今日の社会は、科学研究から生み出されるさまざまな応用技術に立脚した産業・経済社会である。この社会にとって、継続した創造性豊かな基礎科学研究の発展の重要性は言を待たない。日本や米国をはじめ、どの国においても、基礎科学研究は基本的に国の予算、つまり、国民の税金によって支援されている。従って、国民が科学研究の発展とさまざまな成果に強い関心をもち、知る権利をもつのは当然である。一方、高度に専門化し、複雑になっている科学研究に従事する研究者が、その活動や成果を、研究界だけではなく、広く一般国民に分かりやすく知らせ、説明することは、社会による科学研究支援への感謝と社会貢献の一環であり、さらなる研究支援に繋げるためでもあり、きわめて重要である。

科学研究の情報発信

それでは研究成果はどのように一般社会に情報発信されるのであろうか。高度に専門化した基礎科学研究が行われる大学の研究室や研究所等は、一般社会には閉ざされた場所といえる。そのような環境で行われる基礎研究活動から生み出される成果に関する情報発信は、通常、科学研究界独特のシステムをとって行われる。

研究が進展し、目ぼしい成果が上がった段階で、ほとんどの研究者はさまざまな専門分野の学会の中の少なくとも一つ、または複数の会員になっており、そこで成果発表を行うことが多い。学会は研究者間の直接の意見交換の場でもあり、また研究に関連するさまざまな情報を得る場でもある。

研究者による研究成果の最も重要で正式な情報発信は、原著の研究論文（科学論文）の発表によって行われる。これは、実験に用いた方法と結果、それから得られる結論等、厳密に一定の書式に従って記述した科学論文を、その専門分野に最もふさわしい科学誌（科学ジャーナル）に投稿することによって達成される。

科学誌は、専門研究分野の学会が発行するものから、出版社や科学専門組織等が発行するものがある。どの科学誌も、投稿された論文は第三者研究者による厳しい審査（査読、ピアレビューとも呼ばれる）に付し、科学論文としての質（発見／発明内容の新規性と科学論理に合致した記述）に合格したものだけを出版する。今ではどの科学誌も従来の紙ベースに加え、電子版をもっている。また、電子版だけの科学ジャーナルもある。科学誌は、いずれも専門分野の研究者が主な読者である。

研究情報発信と注意点

今日、研究に関する情報発信には、いくつかの注意を払う必要がある。

まず、研究成果に関して特許出願が考えられる場合には、研究者は特許申請が完了するまでは学会発表や論文発表、それに第三者との会話でうっかり話すことも差し控えなければならない。

先願制の現在の特許制度の下では、研究アイデアの段階で、実験的裏付けがない段階でも特許申請は可能であり、ましてや一度でも公開された研究成果の情報は既知の情報（パブリックドメインとも呼ばれる）とみなされ、特許出願の対象にはならなくなるのである。学会には学会員の研究者だけでなく、参加登録をしたメディア記者や科学ジャーナリスト、それに、企業の研究者等、特許関連情報に強い興味をもつ参加者も多く参加し、その意味で社会に開かれている。従って、学会での発表に先立ち、特許出願は完了していなければならない。私の経験からいうと、研究が進展し、重要な成果が出る見込みがついた段階で、まず、研究論文を作成するために必要な情報、つまり、研究背景や正確な実験法や結果（データ）、考察、文献等をまとめた論文の初稿を作成することが重要である。そうすることにより、特許出願に必要な正確な情報も明確になる。そして、論文の科学ジャーナルへの投稿に先立ち、優先して特許出願を行うのである。この順序を間違えることは不可である。

今日では、大学や研究機関は知財部を設置しており、特許出願に求められる特殊な書式や特許クレームに関する専門知識に乏しい研究者に代わり、特許申請作業を効率よく行い、必要に応じて特許事務所への外注等の作業を支援する環境が整備されている。

特許申請後、認可審議が続くが、その間に投稿論文の審査が終了し、無事に科学ジャーナルに出版されることになれば、その出版論文のコピーを特許庁に追加資料として提出できる。それは審査中の特許出願をより強く支持し、強化する資料となる。

原著研究論文の出版に際しても、研究内容は未発表のものであることが基本的前提条件である。自分自身の論文であっても、同じデータを重複して部分的にでも用いた論文を発表することは研究倫理に反する行為である。それを犯せば、研究者としての信用は失墜することになる。それでも、この研究倫理を無視し、己の論文数を増やし、業績を水増ししたい邪心からか、少し体裁を変えて同じ原著論文を複数のジャーナルに発表する研究者が、今日も絶えることなく散見されるのは残念である。

原著論文の発表後、研究を総合的にまとめ、論文のデータを用いて解説する総説の発表は問題はない。また、学会での研究経過と成果の発表は、正常な研究活動の一環であり、研究論文発表を阻害するものではない。なお、研究論文の科学ジャーナルへの一日でも早い発表は、独創的研究の一層の推進のために、ましてや、他の研究者との競争状態にある場合には、その競争に勝つためにもきわめて重要である。

さて、研究者は、それぞれが強い興味をもち、非常に重要と考える分野のさまざまな研究課題に取り組むのだが、現実的には研究費が必要であり、研究費が潤沢にある分野にはより多くの研究者が集まることになる。ただ、全く新しい貴重な発見や発明が生み出され、より多くの革新的技術開発のシーズ（種）創生に繋がるためには、多様な分野で基礎科学の研究が展開されることが肝要である。そのためには一般社会の理解に裏打ちされた国の強固な支援体制が重要なことはいうまでもない。

科学研究界と社会のコミュニケーション

では、科学研究界から一般社会へ情報伝達はどのように行われるのであろうか。

それには、新聞やテレビのメディアによる報道、それに、今日ではインターネットによる情報拡散が主な役割を果たす。科学研究をわかりやすく一般社会に発信することは、きわめて重要なことである。新聞による科学技術情報などの紹介に加え、地上波メディアが取り上げる科学技術関連のワイドショー的番組等、色々あって、研究者が解説者として参加し、専門課題を一般市民に非常にわかりやすく科学研究と技術開発についての紹介が行われる。ただ、一般社会を対象にしたメディアによる報道は視聴率等に比重を置くせいであろうが、ほとんどが高い話題性のある研究や研究者、成果に限られる。時には実態を誇張し、英雄化、美化し、強調する報道さえもある。これは、社会の注目を集める意図をもった報道機関なので、仕方がない面ではあるが、そのために科学研究についての一般社会の理解が歪められることになってはならない。

さて、メディアによる科学研究の報道で、時折、疑問を覚える事例が発生する。近年の例だが、理化学研究所を舞台にして発生したＳＴＡＰ細胞に関する研究不正問題である。体細胞を弱酸で処理することで容易に万能細胞が作成できるという驚くべき研究成果についての報道であった。この研究を行った女性研究者はまだ30歳そこそこで若く、素晴らしい研究能力をもった研究者として、一気にテレビ報道を含むメディアの寵児になった。この研究成果がまっとうな科学研究に基づく発見であれば、研究者本人と研究所、そして、社会にとっても万々歳であった。しかし、その論文が発表された直後からデータのねつ造疑惑が浮上し、それから一気に綻《ほころ》びが広がった。そして、この一連の騒動で、共同研究者で指導者的立場にあった著名な研究者が自殺するという深刻な事態まで起きた。研究機関主導の下に、異様な形で研究の再現実験が行われたが、不正疑惑を否定することはできなかった。

このＳＴＡＰ細胞研究不正問題事件によって明らかになった問題点がいくつかある。つまり、

（1）関与した研究者たちは、自らの研究成果につきメディア記者会見を開き、華々しく社会に発信したい、と考えたようであるが、科学研究の基本に立った真摯な情報発信をもってよしとすべきであった。

（2）メディアにとって、画期的な科学研究成果は、報道の垂涎の的であり、成果や研究者を美化し、視聴率を上げようとする。

（3）この問題の中心にあった若手研究者は、不幸にして、大学院とその後の若手研修期間に、「研究とは何か」、「研究倫理にもとる行為とは何か」についてのしっかりした訓練を受けることがなかったのか、もしくはその理解を欠いていた。

（4）この研究者の指導に当たった大学教授や研究所の上級研究者たちには、この若手研究者の問題点に気付き、適切な指導を行うことが欠如していた。

そして、

（5）大学によるこの若手研究者の博士号剥奪は、大学が教育機関としての自らの重い責任には目をつむり、かつての大学院生である研究者に全責任を負わせて事態の幕引きを図るという、教育機関としてはあってはならない誤りを犯した。

この日本の社会を騒がせたＳＴＡＰ細胞研究に関する不幸な出来事がほぼ終焉した段階で、毎日新聞記者による事件の時系列的顛末記（単行本）が出版された。一体何が起きたのか一連の出来事を研究者の気持ちに配慮しながら客観的に良く書かれたものであった。

しかし、この出来事が起きた背景の深刻な問題を暴露するものではなく、科学ジャーナリズムの限界を示すものであった。

マスメディアとは一線を画し、科学研究の立ち位置で科学技術の情報発信を行う科学ジャーナリズムの一ジャンルとして「科学雑誌」がある。科学研究の情報について、原著ではなく、科学者による解説や総説（研究背景から成果、応用技術等を含めた総合的解説）を掲載し、科学研究や技術開発についてわかりやすい情報解説を行うものである。読者対象は、研究者に加え、科学技術の発展に興味をもつ企業研究者や一般社会人である。

私とメディアとの関わり

次に、研究キャリアの中で、私がメディアと関わった事例について紹介することにする。

ワシントン大学に在籍していた私は、１９８０年になると、それまで取り組んでいた血液凝固系の因子や阻害因子蛋白質の機能解明プロジェクトに区切りをつけ、革新的新研究分野である分子遺伝学に飛び込み、血液凝固系の因子や阻害因子ｃＤＮＡや遺伝子のクローニングを開始し、幸い一連の研究成果を次々に発表することができた。

その一つが１９８２年に、National Academy of Science (PNAS) 誌に論文発表したヒト第Ⅸ血液凝固因子のｃＤＮＡクローニングである。この研究には、１９８２年、国際賞が与えられた。この因子の欠損は血友病Ｂの原因であり、血中病原体を含まない、安全な治療用の遺伝子組み換えヒト第Ⅸ因子作成に用いられるｃＤＮＡとその利用に関する特許申請も行った。

当時、このような遺伝子組み換え医薬品関連の特許は新しい分野で、米国の旧特許法下での審査基準が確立されていなかったせいか、時間が掛かり、認可は１９９２年になってであった。しかし、幸いなことにその間にベンチャー企業によってＨＩＶや肝炎ウイルス等、血中病原体混入のない、安全な遺伝子組み換えヒト第Ⅸ凝固因子の生産が成功し、臨床試験も進んでいた。血友病Ｂ患者にとって福音であるこのニュースは、メディアによって広く報道された。

そして、米国を始めヨーロッパの主要国では血友病患者の治療への使用は速やかに開始された。

しかし、日本では、遺伝子組み換え蛋白質製剤に関する規制や血液製剤を販売する製薬会社からの圧力からか、その治療使用はずっと遅れることになった。これは、血液製剤の使用継続によって患者を血中病原体感染の危険に長く晒すことに他ならなかった。この当時の状況形成には、医療産業におんぶした医療ジャーナリズムの脆弱さも寄与した、と私は考えている。


次の例は、私がサバティカルリーブ（米国大学では７年毎に自己研究研修のために休みがとれる）をとり、１９８３年から８５年までハーバード大学に在籍していた時に行った新血管因子造成因子ｃＤＮＡのクローニングに関する研究についてである。

ハーバード大学医学校の研究室から分子遺伝学の研究室立ち上げを要請された私は、その研究室が取り組んでいる研究プロジェクト「新血管造成因子に関する研究」に参加することになった。当時、新血管造成活性をもつ蛋白質因子が存在し、がん生育に重要な働きをしていることは推測されていたが、その化学的実体については何もわかっていなかった。そこで、私は遺伝子を扱う実験室の設立作業に並行して、このヒト因子のcDNAクローニングの実験を開始した。

大変幸運なことに、私はそれから2カ月ほどでそのcDNAの同定、分離に成功したのだった。angiogeninと名付けたこの新因子は、驚いたことにRNaseの類似体であり、ジスルフィド結合数がRNaseより一つ少ない3個をもつ新規蛋白質分子であることが明らかになった。その医療的活用法に関する特許も申請した。この新血管造成に関する世界に先駆けた画期的発見の後、私はそのヒト遺伝子のクローニングと解析も行い、終了した。ところが、angiogeninに関する論文を発表する段階になって、私とハーバード大学グループとの間で意見の違いが出た。この論文は、科学的にも医学的にも非常に重要なものであるから、私はScienceまたはNature誌に発表することを主張した。しかし、多くの研究者をつぎ込み、10年以上もの時間をかけて研究を続けてきたハーバード大学の研究グループには、内部のしがらみがあり、政治的配慮を必要としたのだった。

結局、私の論文は他の関連論文と共に米国生化学会誌 Biochemistry に一挙に出版されることになった。

論文発表と同時に、ニューヨークタイムズが第一面から二面にわたる記事でがん治療開発に画期的可能性がある、とする記事を載せ、他の多くの新聞とテレビのメディアも一斉に報じた。この研究についての多数の問い合わせが私にも寄せられた。最近、新血管造成因子に基づく抗がん薬が開発され、臨床にも使用されていることを知り、大変感慨深いものがある。

最後の例は、1990年代、私がミシガン大学医学校に在職していた頃に行った加齢と年齢軸に沿った恒常性の機序に関する研究である。

ワシントン大学（ハーバード大学併任）に在職していた私は、1986年、ミシガン大学医学校人類遺伝学科に移籍した。そして、血液凝固系の調節機序について、分子遺伝学/分子生物学研究を進めていたが、その中から、ヒトの生理反応系の一生にわたる変動に関与する制御機序は未開拓の研究分野であることを知った。血液凝固に関していえば、その活性は誕生前後に急激に高まり離乳期にほぼ青年期のレベルに達し、その後加齢とともに徐々に上昇して行くパターンをとる。

この分子メカニズムが解明できれば、異常な血液凝固を示す一群の患者（血友病B Leyden）の病理を初めて正確に分子レベルで説明でき、また、生理反応一般の一生涯にわたる制御分子機序（私はこれを「年齢軸恒常性調節機構」と命名）の解明に先鞭をつけるものであった。

生理反応系の制御機序の解析には、培養細胞を用いた分析系は無力であり、ヒトのものに似た血液凝固系をもつ哺乳動物であるマウスを分析系として用いることにした。そして、ヒト血液凝固第Ⅸ因子をもつ膨大な数の遺伝子組み換えマウスを作成し、個々のマウスのヒト第Ⅸ因子遺伝子の発現を注意深く、ほぼ生涯にわたり（2年から2年半ほど）分析することを8、9年にわたり執念をもって継続した結果、年齢軸恒常性調節分子機序、世界初の年齢軸に沿った調節分子機構、を解明することに成功したのだった。この研究成果は、Science誌に発表した。また、この発明を基にした医療的応用に関しての特許も取得した。

この研究成果は、ＮＩＨ（米国国立衛生研究所）の研究費で支援された研究の中でも特記すべき成果の一つに選ばれ、議会にも報告された。この研究成果は、メディアによっても大きく取り上げられ、報道された。とくに、Ann Arbor News（新聞）は、科学欄のほとんど全ページを割き、段抜き、写真付きで報道した。

なお、私は日本政府（経済産業省）の要請により、２００１年に米国から日本に戻り、産業技術総合研究所に在職することになった。そして、日経新聞のバイオ関係欄に毎月エッセイを連載し、日米の研究環境の違いを始め、さまざまな課題について考えを書き綴った。また、毎日新聞科学環境部の理系白書には、私についての記事も掲載された。研究倫理に関して、テレビ放送にコメントを要請されたりもした。それに、２０００年の始め、日本の「ゆとり教育」についての座談会（河合隼文化庁長官や文科省の寺脇課長等、数名参加）で意見を交わしたが、その時の論議は東洋経済誌に掲載された。２０１０年に産業総合研究所を退職した後、九州大学の副学長／理事職に就き、大学経営に関わることになった。そして、さまざまなことを経験したが、２０１２年に退職し、シアトルに住居を移し、以後、３年間にわたり、科学雑誌「ビオフィリア」に科学研究に関するさまざまな課題、例えば、研究環境の日米での違いや研究倫理等に関してエッセイを書き、発信し続けた。

第4章　研究と研究倫理

4・1　研究不正はなぜ起き続けるのか

STAP細胞と研究倫理

2014年1月、日本を代表する公的研究機関、独立行政法人 理化学研究所（理研）からSTAP細胞（弱酸性惹起による万能細胞）作成と万能機能に関する画期的論文2報がネイチャー誌に発表され、理研は記者会見を開き、メディアも大きく取り上げた。しかし、間もなく、「この研究は再現できない」との外部批判があがり、その後、理研の調査で研究不正があると断定されるに至った。

不正告発を受けて理研が設立した当初の調査委員会は、ネイチャー誌論文のひとつに、DNA解析の電気泳動図の改ざんとSTAP細胞の顕微鏡図に捏造があると認定、研究者に論文取り下げを勧告した（2014年4月1日、理研発表）。筆頭研究者が再調査を要求し、研究所がその対処考慮中に、調査委員会の委員長自身の研究論文の不正疑惑（図の改ざん）が持ち上がり、結局この委員長は辞任し、事態はかつてない混乱とメディアサーカスに陥った。理研は、STAP細胞論文のさらなる調査はしないとしたが（2014年

5月8日、理事長声明)、理研の発生・再生科学総合研究センター(不正疑惑下の研究チーム所属)の自主検証チームによる調査で、もうひとつの論文にも、動物実験結果の図や実験動物記録に捏造、矛盾があることが明らかになり、ネイチャー誌掲載のSTAP細胞論文2報ともに不正が確認された。

外部有識者の理研改革委員会による再調査提言に対して、理研は、著者が論文撤回に同意したとの理由で、新たな調査委員会は設けなかった。

6月に入り、ハーバード大学の共著者を含め、全著者が両論文の撤回に同意し、STAP細胞研究は白紙に戻った。不正告発以降も、外部のいくつもの研究グループに加え、理研の内外チームによるSTAP細胞の検証実験が進められてきたが、いまだ再現性は確認されず、遺伝子解析ではES細胞の混入が明らかになっている。

私は、米国の大学で30余年研究と教育に従事した後に帰国、それから11年間、国の研究所と大学の経営に携わった。この間、国内外の多くの研究不正事件を見聞きしてきたが、今回のSTAP細胞研究不正は、その深刻さと広がり、研究機関の対応のどれを見ても異常さが突出しており、改めて研究倫理を考察する動機となった。

一連の騒動に違和感

今回の不正事件で最初に私が覚えた違和感は、調査委員会がＳＴＡＰ細胞論文の不正を認定したのに対し、筆頭著者は弁護団を立て、〝研究不正の規定が明確でない〟と、無邪気ともいえる我田引水論議を展開したことについてだった。この主張は、結局、自らの研究不正行為を認め、健全な科学研究精神の欠如を披歴したにすぎないのだが、実験記録（実験ノートブック）がメモ帳程度であり、動物実験記録にも矛盾が見られる杜撰《ずさん》さとも平仄《ひょうそく》の合うものだった。

次に驚いたことは、理研内部でのＳＴＡＰ細胞追試実験に、不正行為を犯したと断定された筆頭著者の協力参加であった。文部科学大臣までもが参加を支持し（２０１４年６月６日）、さらに、外部理研改革委員会も参加支持を表明した。それだけＳＴＡＰ細胞への期待が大きく、筆頭著者がもつと思われている〝実験のコツ〟への期待があったためであろうが、外部の研究者である私には、理研の自己矛盾としか映らず、説得力はなかった。多くの優秀な研究者を擁し、最高峰の研究環境をもつ理研ではないか。不正疑惑の研究者を排し、公正な追試・検証チームを作り、客観的で徹底した追試検証を実施すべきだったのだ。

また、不正調査委員会委員長の不正疑惑に関して、理研は、同じ実験の図の切り貼りであり、研究不正ではないとして幕引きした。通常、論文掲載用の論理的データ図が必要であれば、研究者は、図の切り貼りによる辻褄合せではなく、再現性確認を兼ね、論理的デザインの下に実験をくり返し、適切な図を得る努力をするものだ。

さらに、科学論文の全共著者には、筆頭著者と同じ重い責任があるのだが、この事件では、不正発覚後は、責任転嫁と、「今さら何を」としかいえない共同研究中の意思不疎通問題や追試不成功の発信をしてきた。違和感を覚えるばかりだった。

研究不正の連鎖的告発が露わになってきた時点で、理研理事長は全研究者に、過去10年間の論文の自己点検を指示した。しかし、仮に研究不正を犯し、いまだ暴露されていない研究者がいたとして、はたして自ら不正を申告するものだろうか。研究不正の第一義的責任は当然研究者にあるが、この指示は責任をすべて個々の研究者に負わせる意図にしか見えないものであった。

この不正問題から見えてきた景色は、成果第一主義を掲げる理研の組織に、いつの頃からか健全な科学研究に必要なモラルの低下が広がり、研究機関としてもつべきガバナンスとコンプライアンスの弱体化、そして自浄作用の低下した状況である。この不正問題は、起こるべくして起きたものであろう。改革には、直接に責任ある研究者たちの処分と当該研究センター解体・再編ではまったく不十分で、秘密主義や研究者間の意思疎通を抑制する雰囲気の排除と、徹底した研究倫理教育を骨子とした不正駆逐改革、それに、不正発生時に有効で迅速に対処できる指導部の再編、構築が求められる。

また、研究不正が起こるたびに思うのだが、科学論文発表の場であるジャーナルは、投稿論文の審査/査読に重大な責任をもっている。しかし、今回のSTAP細胞論文の場合、これほど深刻な不正を見逃し、論文出版に至っている。不正問題が発覚するたびに、ジャーナルはいかにも第三者的態度をとるのだが、論文の選考基準や査読方法の改革に真剣に取り組むべきであろう。

出来心が不正のくり返しへ

科学は「観察や実験など経験的手続きにより実証されたデータを論理的・数理的処理によって一般化した法則的・体系的知識」と、広辞苑第七版にあるが、自然科学研究は、自然の真理探究のために新知識を実証的に獲得し、体系化していく行為である。この行為に人間の欲や欺瞞に基づくデータの捏造や改ざん、盗用（剽窃）が入る余地はない。これが、科学研究の精神であり、研究者が共有する認識である。健全な研究遂行には、研究者による長期にわたる多大な努力が要求されるが、それを通してのみ、研究者は無上の知的興奮と喜びを得ることができるものだし、自然の仕組みの理解への貢献とともに、新知財の創出、そして技術イノベーションに貢献できるのだ。

研究不正は、なぜ起き続けるのだろうか。多くの研究者は、研究予算獲得の厳しい競争に絶えず晒されているし、就職やよりよいポジション獲得競争に直面する場合もある。名声を得たいとも思うであろう。さまざまな動機があろうが、研究者はより多くの論文の発表と、可能な限り高いインパクトのある研究を行い、成果をより注目される著名ジャーナルに発表したいと願い、心がけるのは当然のことである。そんななか、意図的に不正を行い、労せずして目的を達しようとする欲に駆られた者が出現する。過去の事例を見ると、研究不正はくり返される傾向がある。最初は出来心で不正に手を染めるが、その後は辻褄を合わせるためもあってか、不正をくり返すことになるようだ。そして、ついには研究人生の破局に向けてひた走ることになるのだろう。

ＳＴＡＰ細胞論文不正問題を通して、多くの問題が明らかになった。まず、筆頭著者の若手研究者が大学院時代に得た教育と研究訓練があまりに皮相的なものであった点である。知識は学んでも、研究者にとって肝心な「健全な考察力と科学的批判精神」、「嘘で誤魔化さない、つまり、事象の本質を見極める力」の鍛錬が欠如していたのである。

研究不正は、ひとえに研究者の心次第で起こるものだ。効果的な研究不正の駆逐には、大学／研究機関が、研究者を志す若者たちに健全な教育と徹底した研究訓練を行うとともに、自らは明快な不正拒否の雰囲気に満たされていることが肝心であろう。

なお、次の項目以降でふれるが、故意ではない誤り（honest mistake）も科学の発展を混乱させる。しかし、これは科学研究の本質的一面であり、不正で起こされる混乱とはまったく別物であることを強調しておきたい。

【参考文献】

米国科学アカデミー編／池内了訳：「科学者を目指す君達へ　科学者の責任ある行動とは」化学同人（2007）
ニコラスH・スネテック：「ORI研究倫理入門　責任ある研究者になるために」丸善出版（2005）

（2014年7月10日）

4・2　研究行為と捏造や改ざん、盗用

明らかな研究不正

研究倫理違反（研究不正）には、データの捏造や改ざん、盗用等、つまり、データのでっち上げや悪意ある加工、そして、盗用（剽窃《ひょうせつ》）、許可なく他人が考案したアイデアや発表成果等の無断使用（著作権違反）が含まれる（参考文献　前ページ参照）。今回は、長い研究訓練を受けた研究者が、なぜ研究不正の罠にはまるのか、について考える。

倫理は、人が社会生活の中で守るべき普遍的行動規範として昇華してきたものである。ただ、多くの倫理に抵触する言動や行為は、社会の秩序を乱すが、必ずしも刑事犯罪とはみなされてこなかった。科学研究にあっても、過去長い間、研究界も社会も、研究倫理違反にたいしては眉をひそめるが、比較的寛大に見てきたところがある。

古い話だが、１９６０年代の私の学生時代には、ことさらに研究倫理という言葉を聴いたことはなかった。

学生たちは卒業論文研究に始まり、学位論文研究実験と毎週開催される研究進捗報告会

やジャーナルクラブ、そして学会や研究講演等を通して、「研究とは何か」を日々学んだ。研究に嘘は受け入れられないことはあまりに当然で、研究実践における常識である。そのために、かえって多くの研究者は改まって研究不正について時間を使い真剣に考えない傾向があるようだ。

１９８０年代、米国では研究不正の頻発を受け、政府による一連の対策強化が行われ、研究公正局（ＯＲＩ）が設立された。研究不正に対する罰則も強化され、場合によっては研究費の返還を研究者に求めるようになった。一方、日本では、２０００年頃から研究不正に関する規制と教育が強化され、不正への処罰も厳しくなり今日に至った。しかし、このような規制と処罰の強化にも関わらず、研究不正は起き続けてきた。

科学研究は、国の産業・経済の活力維持と増進にとってきわめて重要であり、そのため、科学研究には多大な公的資金（国民の税金）が投入されてきた。もし、研究にデータ捏造や改ざんの嘘（不正）が入り込めば、もはや真理を追究する研究行為とは非なるものであり、他人のアイデアや表現を盗用（著作権侵害）すれば、訴訟等の深刻な問題を誘起する。研究不正には、負の価値しかないし、研究費が不正行為に使われることは、間接的公金横領であり、国民を裏切る背信行為なのである。

研究不正に対する規制強化とリスク

研究不正を語る時、それとは峻別し、明快に理解されておくべきものとして、研究に内在する善意（悪意のない）の誤り（honest mistake）、がある。科学研究における善意の誤りとは、「全知全能ではない生身の研究者が、どんなに思慮深く、誠意をもって研究を行ったとしても起こりうる誤り」のことであり、未知の真実を探求する研究行為の本質的一部として普遍的に受け入れられている概念である。

ＳＴＡＰ細胞論文不正や新薬治験に関わる不正の発生を期に、今年、政府は学術会議とともに新たな規制強化策に取り組んでいる。その方針には、故意でなく、無知によるものであっても、（代表）研究者としての基本的注意義務に怠慢があれば不正行為とみなすことや、大学や研究機関に以前より大きな研究管理責任を負わせ、獲得研究予算削減の可能性も含まれるらしい。しかし、この規制強化案の前者には、上記の善意の誤りが拡大解釈されて「不正」と認識される懸念がある。一方、大学や研究機関の管理責任強化には一定の価値がある。ただ、それが煩雑で細かな研究規制に繋がれば、研究者の研究効率、意欲と創造性の低下を招くことになる。ＳＴＡＰ細胞の問題を通して明らかになった課題は、不正疑惑発生に際して、当該大学／研究機関が取るべき対処、速やかに客観的で厳正、徹底的な調査をして真相を究明し、公正な処罰の実施を担保するガバナンスとコンプライアンスの脆弱さである。

過去の研究不正の事例から、規則や罰則の強化による研究不正の抑制には限界があることが明らかである。そこで基本に立ち返る時、最も注力すべきことは、徹底した研究倫理教育である、と私は確信する。遅くとも大学院進学直後に、学生は徹底した研究倫理訓練を受けるべきである。私が在職していたミシガン大学医学校の基礎学科大学院は、90年代前半、既に全学科合同の必須科目である研究倫理研修プログラムを構築していた。9月の新年度開始とともに、まず、全新入学生約80名が、一週間の間、毎日午後の半日をかけて、小グループでのケース学習を含め、さまざまな角度から徹底した研究倫理訓練を受ける。私が２００１年に日本に帰国して以来11年間に経験し、見聞したところでは、日本の大学や研究機関での研究倫理訓練は、せいぜい半日程度の集中講義形式で終わる。

4・3　先入観と研究

研究行為と、その質に影響を与える要素

　科学研究の質はさまざまな要素によって影響される。前章までに、明らかな研究倫理違反(研究不正)、および、健全な研究行為のなかでも経験する可能性がある誤り(善意の誤り)について考察してきたが、これらは科学知識に混乱やあいまいさを与える人為的要因の一部に過ぎない。

　科学研究では、まず何らかの仮説のもとに、その実証に向けて研究計画を立て、実験を実施、得られた結果の詳細な分析から結論を導くとともに総合的考察を行い、簡潔で必要十分な記述にまとめた論文を作成する。そして、論文が査読（ピアレビュー）過程を経て、科学雑誌に出版されて初めて研究行為は完結する。問題は、この研究プロセスのさまざまな段階で、人為的誤りが入り込む可能性があり、科学研究の質や純正さに影響を与えることである。

先入観に支配された研究

ここには、明らかな不正ではないが、人為的誤りを含む研究行為、そのなかでも先入観に誘導された研究について考察する。明らかな研究不正や善意の誤りとは異なり、隠れた人為的誤りをもつ研究行為の代表的なものである。

先入観に捕われた研究では、研究仮説自体が先入観により歪曲されていて、実験条件や手法の設定も無意識的であろうが、都合のよいように行われ、結果（データ）の解釈もバイアスがかかったものになる。ただ、このような研究行為には、明らかな研究不正であるデータの捏造や改ざん、盗用等は含まれていない。それだけに、問題の早期暴露の可能性は低く、検証が遅れて長期間にわたり当該分野の科学的理解を混乱させ続けることになる。

たとえば、ある研究分野で、大がかりな研究の成果からドグマ的結論が報告され、それが趨勢となったとしよう。後続する研究は、その一見確立されたかに見えるドグマの先入観に引きずられ、それをさらに補強するようなものが多くなるであろう。一方、そのドグマに疑義をもつ研究は、申請する研究費の審査段階から審査委員がもつドグマ先入観のため不利な立場に立たされ、資金獲得にも困難を来たすことになる。

ここで注意すべきは、先入観は必ずしも誤っているとは限らないことである。研究者の直観と洞察力が正鵠《せいこく》を得ている場合には、当該研究分野の進展に大きく寄与することにもなる。

先入観に支配された研究の一例

以下に、私の研究室が実際に観察した、競争相手の研究室による先入観に誘導された研究について紹介する。

１９９０年代、私はミシガン大学に在職し、教育と研究に没頭していた。研究では主に血液凝固系を実験モデルに、血液凝固第IX因子遺伝子の発現調節の解析や血友病Ｂの解析、それに、血友病Ｂを疾患モデルに、遺伝子治療法の開発研究を進めていた。

血友病Ｂは、Ｘ染色体上に座位する第IX因子遺伝子の変異に起因して起こる劣性遺伝病であり、ほとんどの場合、ひとつのＸ染色体（したがって、ひとつの第IX因子遺伝子）しかもたない男性に見られる遺伝病である。しかし、これは男性特異的な病気ではない。２つのＸ染色体をもつ女性にあっても、非常に稀にではあるが、両方の第IX遺伝子に変異があって正常に機能しなければ、血友病Bを発症する。

血友病B家系のなかに、血友病B Leyden と呼ばれる比較的少数家系のグループで、ユニークな家系がある。この家系では、生後から思春期に至るまでは典型的血友病Bを患うが、思春期到達後から徐々に自然治癒が始まり、壮年期頃までには血中第IX因子濃度が臨床的に正常のレベル（正常値の15％以上）に達する。血友病B Leyden の病理機序は大変興味深く、その病理分子機序に関しては、私の研究室を含め、世界の数グループが激しい研究競争を演じていた。当時、血友病B Leyden 遺伝子の少なくとも14の特異的変異が同定されていたが、これらはいずれも遺伝子の5′末端の小さな領域（エレメントと呼ばれる）に偏在していることも明らかになっていた[1)]。

このような状況下にあった1990年の半ば、英国の研究グループがScience誌に論文を発表し、血友病B Leyden の病理分子機序を報告した[2)]。それによれば、第IX因子遺伝子に存在する上記血友病B Leyden 特異的変異のために、その部位へのアンドロゲンレセプター（男性ホルモンと結合し、そのシグナル伝達に関わる蛋白質）の直接的結合が阻害され、その結果、遺伝子発現の抑制が起こり、男性特異的に血友病B Leyden を発症する、というものであった。この研究では、重要な遺伝子発現データを得るために、第IX因子遺伝子の変異を含むエレメントを4個直列に結合して人為的に発現感度を著しく高めた遺伝子発現ベクターと培養細胞発現評価系が用いられた。当時、遺伝子発現の解析に、このような奇妙な人工発現ベクターの使用が流行っていた。しかし、正常な第IX因子遺伝子もLeyden変異をもつ第IX因子遺伝子も、変異が偏在するエレメントは1個しかもたないのに、それぞれの特異的遺伝子発現を完全にコントロールできている事実への説明はなかった。また、この論文には、他の研究室から先に報告されていた、培養細胞系では第IX因子遺伝子発現ベクター発現にアンドロゲンは影響を与えない、という観察等との矛盾に関する説明も欠けていた。しかし、この論文が発表されると、あたかも男性特有の遺伝病、血友病B Leydenの分子機序は確立されたかのように医学書に引用されていった。

一方、当時私の研究室では、血液凝固活性が年齢とともに徐々に高くなる現象の抜本的理解を通して、新分野「年齢軸恒常性調節機構」の開拓を目指し、年齢とともに緩やかな発現上昇を示す第IX因子遺伝子を最初の研究モデルとして、長期にわたる遺伝子組み換えマウス実験を展開していた。そして、90年代末に最初の年齢軸恒常性調節分子機構の解明に成功し、発表した[3)]。この分子機構は、遺伝子の年齢軸に沿った発現の安定化に必要なエレメント（ASE）と年齢軸に沿って発現を増加させる因子（AIE）の協調的調節機構であること、そして、それは思春期における成長ホルモン依存性の遺伝子発現変換分子機構であることを明らかにした。また、この研究から、培養細胞実験系で生理の現象を推測することは不可である、という当然のことも改めて証明した。

この研究基盤に立って、私の研究室は血友病B Leyden の分子機序を遺伝子組み換えマウスモデルを作成し、詳細に解析した。その結果、この遺伝病は、第IX因子遺伝子のもつ Leyden 変異のために年齢軸恒常性分子機構のASEが正常に機能できず、思春期に至るまでは血友病を患うこと、しかしAIE機能のため、思春期からは徐々に血液凝固活性が高まり、壮年期頃までには、実際の生活には支障を及ぼさないレベル（正常の15％以上）までに自然治癒していくユニークな病理をもつこと、性別には関係ないこと等を証明し、血友病B Leyden の病理を矛盾なく説明できる分子機序を確立したのだった[4)]。

この一連の研究から、〝血友病B＝男性特有の遺伝病〟の先入観に基づく研究から結論された血友病B Leyden の病理機序は間違いであることが明らかになった。ただ問題は、医学書等にこれまで引用され、広く流布されてきた誤った情報の訂正には、想像以上に長い時間がかかる現実である。正しい血友病B Leyden の病理機序が確立されてすでに数年がたつが、今でも医学書には誤った古い情報の引用が散見され、将来にわたり、医者や医療関係者、医学生、研究者の理解は混乱し続けるのであろう。

科学の健全な発展には、知識の多少に関わらず、正確な理解の積み重ねによる堅固な基盤構築とその拡充が求められる。そして、この基盤に支えられ、全知力を絞って研究に没頭し、科学的理解を前進させて初めて、研究者は研究の奥深い魅力を実感し、その虜《とりこ》になり、科学者でなければ経験できない喜悦を得ることができるのである。

【参考文献】
1) Giannelli F. et al.: Nucleic Acids Res, 21: 3075-3087, 1993.
2) Crossley M. et al.: Science. 257: 377-379, 1992.
3) Kurachi S. et al.: Science. 285: 739-743, 1999.
4) Kurachi S. et al.: Natl. Acad. Sci., USA, 106: 7921-7926, 2009.

（２０１５年１月19日）

4・4　研究と特許

研究不正と知的財産

さて、もし研究に不正行為があれば、論文にも故意の誤り情報が含まれることになり、技術革新の基盤にはなれない。知的財産については第5章で詳述するが、ここでは、研究不正との観点から触れることにする。

特許の申請は論文発表前に行われるため、もし、研究不正があったとしたら、その発覚は特許申請の後になってしまうことである。この場合、申請された特許はどのように処理されるのであろうか。近年発生したＳＴＡＰ細胞研究不正の場合では、理研は研究不正が発覚し、明快に不正が確認された後になっても、既に申請した特許の取り消しはしなかった。これは、特許申請は研究者がもつ創造的アイデア段階で可能であり、もし、実験段階で不正行為が発生し論文に故意の誤り情報が含まれていても、オリジナルアイデア自体が完全に否定されるのではない、との論理からなのであろう。申請された特許は、研究不正が暴露されると共に自動的に棄却されるのではなく、申請者からの撤回要請があるか、または、その後の特許庁による技術と公正性審査の結果によって、はじめて判断されることになるのである。

重要なことは、まともな研究から得られた知財に基づく応用技術開発であっても、社会で実際に用いられる技術革新に至るまでには、膨大な時間とコストが掛かり、その成功率はきわめて小さい点である。そのため、この過程は〝デスバレー（死の谷）〟と比喩的に呼ばれたりもする。バイオ研究の場合、研究から新規創薬に成功しても、そこからさらに10年以上の期間と膨大なコストが掛かる臨床試験に成功しなければ、医薬品として認可され、広く医療に用いられるようにはならない。それに、特許申請は情報公開にも繋がるため、法整備やコンプライアンスが未熟でルーズな開発途上国では特許権が無視されたり、さまざまな仕方で知財情報の盗用が行われ、乱用される事態もよく発生する。このような数々の困難と試練を乗り越えながら、基礎研究を基に創造される知財は技術革新に用いられ、社会に貢献していくのである。

研究不正の根源は?

さて、これまで研究不正の事例紹介や統計的解説ではなく、可能な限り不正が拠って起きる根源と効果的予防対策に焦点を当て、考察してきた。研究不正行為は、研究者の心の中から始まるが、大学であれ、研究所であれ、もし研究機関内に研究に対するモラルハザード雰囲気が醸成されているとすれば、それは触媒的に働き、研究者の不正行為への心理的バリアを引き下げることになるであろう。研究者が研究不正に走る動機は、「(労せずして) 素晴らしい研究成果を発表して著名になりたい」や「研究費の獲得を容易にしたい」、「良いポジション (職) を得たい、昇進を有利にしたい」等々、多様な欲望や不安、葛藤があるのであろう。しかし、研究者が研究者であるためには、どんなに厳しい状況にあっても、強固な基本的信念と矜持をもち、不正に対する誘惑がいかに強くとも、〝超えるべきではない一線〟は決して越えない、というごく自然な拒否反応、言い換えれば健全な研究者精神 (研究者魂) が求められる。研究における奔放な創造性の発露を妨げないために、少々の研究倫理違反は問題にすべきではない、という論議も見かけたが、それは〝研究とは何か〟がよく理解できていないか、または、科学研究で許容される善良な誤り (honest mistake）と故意の不正行為を混同している論議である。研究に不正行為は許容されないし、研究不正を犯すことは、自ら研究者であることを否定する行為に過ぎないのだ。

これまで、問題が発覚するたびに不正防止対策の強化が図られてきたのに、不正行為は発生し続けてきた。これは、社会には厳しい刑罰があるにも関わらず、さまざまな刑事犯罪が起き続ける状況と似ている。これまでの不正問題の歴史からいえることは、研究不正の予防と撲滅には、ただ規制や罰則を強化し続ければよい、というものではないということである。規制と罰則をさらに強化すれば、わずかでも不正抑止効果は上がるのかも知れない。しかし、それによって、善良な研究者の創造性溢れる研究意欲が削がれることになれば、それはあまりに大きなマイナスである。多くの場合、研究不正の発生は、研究機関のガバナンスとコンプライアンスの在り方とも深く関わっており、突出した先端研究成果を世界的ジャーナルに発表する〝成果〟に異常な価値を置く研究機関（大学を含む）の内部には、研究に対するモラルハザード雰囲気が醸成される危険性がある。ＳＴＡＰ細胞論文不正問題の例でみると、大学院での研究訓練・教育のお粗末さ、客観的で批判的評価でなく恣意的評価による研究者の雇用、共著者であるシニア研究者たちの健全な批判精神の欠如、さらに、不正行為研究者たちに対する処分のいたずらな遅延とそれによる共同研究者の自殺誘起、不正行為を犯した研究者自身による検証実験、同研究者の自主退職の許可、等々、と、この機関内雰囲気の存在があって噴出してきたであろう状況の枚挙にいとまがないのである。理研が、疑惑の中心研究者による検証実験実施にこだわったことは、科学研究がもつべき客観精神に明らかに反しており、不可解で滑稽ですらあった。STAP細胞論文問題は、科学研究の王道は安易に虚栄を掴もうとするのではなく、地道な研究努力の基盤があって初めて築かれること、を見失った典型的例ではなかったろうか。

研究不正の抜本的予防対策

著者は、研究不正の効果的防止/撲滅には、研究者と研究者を目指す若者の健全な研究者精神の強化と徹底しかないと確信する。先に4章2項でも触れたが、著者も関与していたミシガン大学（医）の取組を例にとると、大学院進学直後、本格的研究訓練が始まる前に、全ての新入学生は研究院（または相当の組織）毎に、一週間を通して毎日午後半日を確保し、研究倫理に関する系統的で総合的な訓練に向けた必須コースを受講する。このコースでは、研究と研究倫理についてさまざまな視点から総合的講義を受けた後に、学生は少人数グループに分かれて多数のこれまで起きてきた研究不正事例を徹底的に分析・検証し、真剣に討議する訓練を受ける。これによって、学生たちは研究不正問題の本質を明快に理解する能力を育み、研究の質を高めるのである。研究人生の初頭に、こうした研究倫理に関する徹底した訓練を受けることで頑健な研究者精神を養い、次世代研究者の薫陶にもしっかり生かしていける基盤が造られるのである。一週間（午後）の時間を使うこの取り組みは、健全な研究者精神をもつ研究者の育成に効果的であり、十二分に価値があるものである。日本の大学や研究機関でこれまで実施されてきた研究倫理訓練は、毎年、学期中途に半日程度の集中講義で形を整えるだけのものがほとんどで、全く不十分であり研究者キャリア形成の中で遅きに失するものでもある。

（2015年4月15日）

研究と生命倫理について

研究倫理問題の多くは、研究の実施と論文作成中に起きるデータ捏造や改ざん、盗用などの問題、つまり、研究の進め方や作成された論文に関するものである。しかし、研究倫理には、生命倫理に関わるきわめて重要な分野も含まれる。それは、ヒトを対象にした臨床研究における医学・医療倫理の基盤になるものであり、さまざまな実験動物を用いた研究においては、動物の取り扱いと管理、福祉の在り方に基盤を与えるものである。

中国におけるゲノム編集の臨床試験

この本の最終校正をしていた２０１８年11月末、驚くべきニュースがメディアを駆け巡った。それは、シンガポールで開催された国際ヒトゲノム編集学会で、中国の南方科学技術大学所属の研究者（賀建奎氏、He Jiankui）が発表したヒトのゲノム編集（遺伝子改変）を行った受精卵から生まれた新生児についての報告で、まさに人間の命そのものに関わる医療の倫理問題であった。この研究者と米国のライス大学在学時の指導教官で共同研究者であるマイケル・ディームは、いずれも物理研究者であり、医学／医療倫理の訓練を受けた医者ではない。詳細は未だ不明だが、臨床試験は深圳和美婦医科医院で、適切な臨床医との共同で行われたものである。この臨床試験に用いられた胚は他の４つの病院から提供されたという。

賀研究者は、ＨＩＶ感染者の父親の精液とＨＩＶが免疫細胞に感染する際に関与する蛋白質CCR5の遺伝子改変を誘引するように設計した試薬CRISPR-Cas9を母親の未授精卵に取り込ませて作成した受精卵を母親の胎内に戻した結果、双子の女子の誕生を得た。双子の一人は二つのCCR5遺伝子両方で改変が行われたゲノムをもち、もう一人は不完全で、一つのCCR5遺伝子だけが改変されていたという。この研究者は、同様のゲノム編集臨床実験をもう一組の夫婦にも行っていた。

この一連の研究は、ゲノム編集法による遺伝子改変が、ヒト受精卵を対象にして実施された世界最初の例であるが、次に挙げる理由で、生命倫理と研究倫理に関して国際的に認められている生命倫理規範に明らかに抵触するものである。

（1）この研究を実施する前に、所属の大学病院の研究・臨床倫理委員会による審査を受け、承認された形跡はなく、中国臨床実験登録にも登録していなかった。倫理委員会は、賀研究者の臨床研究について審査した事実はなく、研究者が主張する承認証の署名は偽造された疑いがある、としている。

（2）生命倫理が関わるきわめて重大な研究であるのに、徹底して秘密裏に行われ、他の研究者からの健全な批判は受け入れていなかった。賀研究者は先に2つの学会でこの研究に関して予備的報告をしたと主張したが、それらの内容はこの研究に直接関係したものではなかった。研究実践におけるあらゆる段階において、研究界で共有され、守られるべき生命倫理と研究倫理の規範から大きく逸脱しており、生命の尊厳に関する著しい蹂躙の疑いがある。

（3）どのような理由で、他に効果的治療法が存在し、治療の選択肢があるＨＩＶ感染男性患者（夫）の夫婦を対象に選んだのか、について研究者による納得いく説明はない。また、患者と家族に、研究実施前にリスクと臨床的利益に関する説明をしたというが、医者ではない研究者に十分な説明ができたのか、明快な承諾を患者から得たのか、明確ではない。

（4）遺伝子CCR5には、ＨＩＶの感染経路であるだけではなく、他にも未知の生理機能をもつ可能性が知られている。ゲノム編集によってその機能が失われた結果、重大な生理機能が失われた可能性がある。この研究に存在するこの重大なリスクに関する配慮が欠如している。

（5）CRISPR-Cas9による遺伝子編集法はまだ完全ではなく、ゲノムの予定したサイト（座位）以外をも時折編集する可能性がある。賀研究者は、遺伝子編集前後、ゲノムの塩基配列を確認したというが、データの公表はなく、信用できるものか判断できない。

（6）最初の夫婦の患者の場合、双子の中の一人は、一つのCCR5遺伝子しか改変されていない状態であり、まだＨＩＶによる感染が可能な状態にあった、つまり臨床的メリットがないにも関わらず、何故受精卵を母親の胎内に移植し、実験を継続したのか、納得いく説明がない。

（7）この研究者は、別の夫婦にも遺伝子編集治療を行っている。最初の夫婦の遺伝子編集から生まれた子供たちのＨＩＶ耐性などの徹底した解析がなされないままに、なぜ第二の夫婦に遺伝子編集治療を実施したのか。納得いく説明はない。

（8）賀研究者は、この臨床研究はヒトの病気の新治療法を示すためであると主張した。しかし、研究全般にわたり、多くの段階で生命倫理にひどく抵触する研究判断が行われており、臨床実験を正当化する説得力に著しく欠けている。

噴出する批判

この学会では、直ちに参加の研究者たちがこの研究に対する非難声明を発表した。そして、同じく世界中の研究者、医学・医療関係組織が非難声明を発表した。米国NIHも、ヒト受精卵を用いた遺伝子編集のヒトへの臨床応用は米国では許可されない、と声明を出した。この研究は、第三者によって詳しく追試されなければならないとする意見も広く出された。驚きは、この事態を受けてそれまで賀研究者を手厚く支援をしてきた中国政府当局が急に冷淡になり、この実験を中止をさせると断言し、中国の研究者122人も連名でこの実験を非難する表明を出したことである。

重要なことは、ゲノム編集による新治療法は、その方法が将来完成された暁には、他に適切な治療法の選択肢がない難病、例えば脳内脂質代謝異常で起きるテイサック病等の単遺伝子が関与する遺伝病に、よく管理された医療環境条件下で用いられる可能性がある点である。そのために、今も世界中で地道な研究が進められている。しかし、今回の様に、生命倫理的に深刻な疑問がある未熟な研究が性急に実施されたことにより、この分野の健全な研究開発までもが制約される可能性がある。

受精卵に対するゲノム編集は、まだ生を受けていない未来の世代すべてに重大な影響を及ぼす。期待される良い結果だけではなく、予期せぬ悪影響が発生するリスク可能性も十分あり、慎重の上に慎重を期して行われるべきものである。今回の中国の研究者による臨床研究にはその点に関しての配慮があまりに不十分であったといえる。

中国における遺伝子治療法開発での安易な臨床試験の例

今回の生命倫理抵触問題を知って、私は、1990年代初頭、やはり中国で遺伝子治療開発研究で起きた臨床試験の例を思い出した。それは、1980年代前半から始まった遺伝子治療法の開発研究が、大きな希望をもって世界的に広がり始めた頃であった。個人的にも私が知っていた中国の研究者が、血友病B（血液凝固第Ⅸ因子の欠損症）の遺伝子治療法の開発に取り組んでいたのだが、わずか4匹のウサギを用いた動物実験の後に、直ちにその治療法をヒト患者に臨床応用し、初期結果を発表したのだった。当時、ミシガン大学の私の研究室でも、同病気をモデルにして彼とは異なる遺伝子治療法の開発を進めていて、マウスを用いた実験を繰り返し、次には犬モデルでの実験を予定していたため、この中国での臨床実験のニュースには大きな衝撃を受けた。結局、中国の研究者による臨床試験は、臨床的に有意な結果を出すこともなく終了した。当時の中国では、人を対象にした臨床試験や研究の安全基準、生命倫理規制、リスク管理といった配慮は皆無といって良い状況にあって、研究者のやりたい放題の状態にあったといえる。以来、30年ほどがたつが、中国の研究と医療のコミュニティーには、まだ当時の風潮が残っていて、生命倫理と研究倫理、リスク管理に関する深化した理解が十分には行きわたっていないのであろうか。

今日、中国ではCRISPR-Cas9法を用いた体細胞遺伝子治療が、既に86人ものがん患者などを対象に実施されてきたという（ウォール・ストリート・ジャーナル紙）。体細胞遺伝子治療は、受精卵を対象にゲノム改変を行うものではないので、医療機関の倫理委員会で認可されれば、米国などと同様に中国でも違法ではない。ただ、深刻なことは、中国では、治療後の患者のフォローアップ管理がずさんで、患者との連絡さえも付かなくなっている場合があるという。試験的先端医療であれば当然のこと、治療後は責任ある医者による患者の長期にわたる注意深い観察と健康管理が必須で、求められるものである。中国における状況は、医療・生命倫理／研究倫理に関して、恐ろしいほどの後進性を窺わせる。

未来に向けて

滑りやすい坂に一歩を踏み出せば、後は一気に下まで滑り落ちてしまう、たとえのように、これからは世界のどこかで、ゲノム編集をヒト受精卵に施し、正常な形質の増強改変さえも行われる可能性が現実味を帯びてきた。生命とは何か、生命の尊厳とは何か、その根源となるものがいとも簡単に揺らぐ忌々しき可能性が現実のものとなったのである。研究界は、ゲノム編集等の生命倫理が関わる基礎研究、そして、とくに臨床研究に関しては、研究機関と行政機関、そして社会と緊密に連携して、しっかり監視を行っていく必要がある。

第5章　科学研究と社会貢献——知的財産

今日の社会は、知識基盤経済社会といわれる。その社会が機能して行く上に必要なさまざまな知識や核心的技術の多くは、科学研究とそれから得られる知識を基にした技術開発によって生み出されてきた。この社会の将来発展と繁栄にとって、科学研究の活力維持と発展は根幹的に重要なものである。

優れた研究者とさまざまな先端分析機器類を用いる今日の実験基礎科学研究は、ビッグサイエンスと呼ばれ、巨額の研究費を必要とする宇宙や素粒子科学の分野はもとより、医学やバイオ等、さまざまな分野の研究でも相当大きな研究資金が必要とされる。極端にいえば、今日の科学技術の発展は、研究資金の多寡で決まるといっても過言ではないのである。

研究資金とは

研究資金は、主に国が国民から集めた税金を原資にした公的研究予算によって賄われる。つまり、今日の科学研究は、国家、社会の支援に大きく依存している。それゆえ、科学研究は、ただ公的研究資金を消費するだけの消費型事業に終わってはならず、その研究成果が何らかの形で革新的な応用技術開発に有効利用され、産業や社会の発展に還元、寄与することが強く望まれるのである。とくに90年代の半ばからこの意識が、国にも社会にも高まり、基礎科学研究から応用技術開発、そしてベンチャー企業創出等の社会還元が強く求められるようになった。現実には、基礎科学研究から得られる成果が直ちに新技術開発に直結し、社会貢献できることはむしろ稀なことである。ただ、しっかりした科学研究から得られる知識である限り、科学基盤の拡充に貢献することを通して、将来の科学技術、そして産業の発展に役立つ。

知的財産

今日、基礎科学研究等の知的創造活動から生み出される発明（自然の法則に基づくものでなければならない）は、それを創作した人の財産として、知的財産（知財）制度（特許法等による知財権の保護制度）によって合意のない第三者による使用から保護される。特許は、客観的内容を同じくするものに対して排他的に支配できる「絶対的独占権」を与えるものである。これは、鋭意研究に邁進し、技術イノベーションを実現する研究者の努力を尊敬し、その意欲を鼓舞するインセンティブでもある。もし、特許（ここでの考察には著作権や商標権等は含まない）によって研究者の努力の賜物である新発明が保護されないとすれば、苦労して生み出した新しい発明が国内あるいは外国の他者によって勝手に利用されても、それを阻止する法的な支援が得られないのである。従って、研究によって生み出される重要な新発明には必ず国内特許だけでなく、主要な外国の特許（国際特許）も合わせて確保することが必要である。

何度か前にも述べたが、科学研究を行うためには研究資金の獲得に加え、研究を実施できる研究施設の確保が求められる。そのため、研究者は研究に必要な実験施設が整った大学や研究所といった機関に就職しているか、あるいは、共同研究等の取り決めをしておく必要がある。これらの前提条件は重要で、それらが満足されていて初めて研究費の申請は可能になる。

国の公的資金を用いて大学や公的研究機関で研究を実施する場合、国にも創生される知財の所有権があるが、法の定めるところにより、国はその知財権を大学／研究機関に委譲する。特許は、研究実施者である研究者、または、代理人が出願する。米国の大学／研究機関では、出願に関わる手続き業務と出願費用の支払いを含め、大学が代理者となり、知財オフィスを通して非常に効率的に遂行するシステムが確立している。この場合、もし後に知財から特許料などの収入が発生した場合は、大学／研究機関の定める規定に従い、大学と発明者の間で配分される。２０００年頃以降は、日本の大学や研究機関も同じような知財に関するシステムができている。もし、大学／研究機関がその知財（発明）に興味がない場合は、研究者自身が自己費用で特許申請を行うことも可能である。

特許出願

特許出願に関しては、今では日本国も、国際的にどの国も、最初に特許出願をした者に優先権を与える「先願制」が採用されている。

この制度では、もし研究段階で研究アイデアや成果が何らかの原因で漏洩し、第三者がそれらを基に先に新発明の特許申請をした場合、もともと苦労して研究を進めてきた研究者は特許権を失うことになる。米国では、先に研究を始めた者が優先権をもつ「先発明制」を歴史的に取っていたのだが、1995年、国際的普遍性がある先願制に切り替えたため、国際的に統一された知財保護制度を導入することになった（完全に先願制に移行したのは2013年）。それでも米国は、本特許申請前の1年（猶予期間）以内に知財の概要を記した仮特許申請を行い、発明を保護する独特の制度（American Act）を維持している。医薬品特許権の場合、保護期間は特許申請時点から20年である（臨床試験や審査による権利存続期間の浸食がある場合、25年に延期される場合もある）。

特許申請数と認可数

特許申請数と認可数は、科学研究支援費（研究予算）の総額や研究者数とともに、国の科学技術力、そして経済力・産業力を表す重要な指標の一つである。特許数が増えれば新技術開拓も活発になり、また、新規ベンチャー企業の創設も増大することになる。

研究資金が潤沢で科学研究活動が隆盛であれば、特許の出願と認可数増大に反映される。この点について、以下、考察を行う（統計数字は1月から12月の一年ベース）。

日本特許庁のホームページ（2018年8月）によると、2016年の場合、世界の特許申請総数は、3,127,900であった。このうち、日本の特許出願数は318,381で、世界出願総数の10・2%を占め、米国の出願数は605,571で、世界総数の19・4%を占めた。一方、驚くことに、中国の同年の出願数は1,338,503で、世界総数の42・8%を占めるに至っている。

出願された特許は、各国の認可機関（日本では特許庁）による審査を通って認可されて初めて特許権を有することになる。2016年の世界全体としての特許認可数は1,351,600で、出願総数の43・2%が認可された。これらの認可率は、特許審査の都合による時間のずれがあるため、必ずしも同年出願の特許の認可率とは完全に一致するものではないが、全体傾向を概観する指標として有用である。

2016年度中の日本の認可数は、203,087であり、認可率は59・5%であった。同年、米国の場合は、出願総数の中の303,049、50・5%が認可された。一方、興味深いことに中国の場合、404,208、30・2％が認可されている。これらのデータから、日本の出願特許の質は、米国のそれよりも高く、中国のものよりははるかに高い、といえるのではなかろうか。

ここで注意すべきは、中国の出願数は、2016年段階で既に日本の4・3倍、米国の2・2倍に至っており、認可特許の絶対数からいって既に日本の2倍、米国の1・3倍、であり、日米を凌駕している点である（これら特許の質に関しては分からない）。さらに注目すべきは、2000年当時、中国の特許出願数は51,000だったのが、その後は指数関数的に急増し続け、2010年に391,177、そして、2016年には1,338,503に至っている点である。この間、米国の出願数は、2000年、2010年、2016年で、それぞれ295,895、490,226、605,571であり、16年間で2倍に拡大した。しかし、その増加率は、中国の比ではない。一方、日本の出願数は、2000年に419,543、翌2001年には440,248でピークに達したのだが、翌年からは減少に転じ、2015年には318,721、そして、2016年には318,381となり底を打っている（ちなみに、2017年には319,508）。この一連のデータから、中国は、経済力向上とともに、とくに90年代後半から科学技術力の強化を進め、２０００年以降には驚異的加速度でその成果を挙げてきたことがわかる。中国政府発表の統計についてはその正確さに一定の疑問は残るが、それでも、この四半世紀に中国政府が科学技術開発分野に並々ならぬ力を注いできた成果であることは明らかである。

この中国科学技術分野の驚異的躍進に寄与した中国政府のユニークな政策がある。それは、２０００年頃から中国政府が実施してきたもので、欧米の大学に在籍し、科学研究で顕著な業績を上げて活躍をしている30代から40代のトップ中国人研究者の多くを、驚くほどに高い給料と潤沢な研究費支援等の好条件で帰国させる、いわゆる〝ウミガメ政策〟である。この政策は、近年では中国人研究者に限らず、世界のトップ若手研究者にも対象を広げ、応募・審査プロセスを経て、招聘を継続している。この政策が、科学技術強国中国の確立に向け、非常に効果的に機能していることは明らかである。

魔法のようなこの政策は、90年代まではほとんど低レベルにあった中国の科学技術開発研究を20年足らずで欧米に肉薄するまでに発展させてきた。国の科学技術力をより正確に反映するといわれる国際特許取得数では、中国は米国と拮抗するまでになっており、これからは、中国が米国を凌駕していく、と予想されている。それに、今では中国の国内で育った若くて優秀な研究者たちが科学研究の中核を担うようになっている。

以上のように、特許に関するデータは、国の基礎科学研究と応用技術開発に関する状態を表す有効な一つのバロメーターであり、国の産業経済の将来動向の予測にも有用である。上述したように、日本の特許申請数は、2001年にピークに達して以降、減少をし続け、近年底を打った状況にある。

このデータは、日本の科学研究と技術開発の凋落傾向を示しているのではなかろうか。上述したように、科学研究の生産性は、研究予算の潤沢さと研究者の数に大きく依存する。中国の総研究費は、既に日本の2・5倍に迫ろうとしており、重要な科学研究分野で、研究論文数や引用数は既に日本を凌駕している。

このような近年の厳しい国際趨勢の中で、日本の一部の科学研究分野は創造性を豊かにして善戦してきてはいるが、全体としての凋落傾向は否めない。これは、将来、科学研究分野に優れた若者たちが高く志を掲げて参入する意欲を削ぐことにもなろう。

では、この趨勢に歯止めをかけ、科学研究と応用技術開発のV字回復を図るには、国は、急ぎ何をなすべきであろうか。

何度も触れてきたが、研究費の大幅な増額と研究者数の拡大、それに、研究者の創造性を存分に生かせる研究環境の確保が求められる。それは、若手の研究者が将来に夢を持てる研究環境の整備でもある。若者たちが科学研究に人生を賭けるに足る魅力をもつことができなければ、日本の科学技術立国としての基盤の弱体化を防ぐことはできないし、国の産業経済力の衰退は加速することになろう。政治も社会も、今こそ真剣に考え、早急に対策に取り組むべきである。

最後に、科学研究と社会貢献に関して私自身の経験を述べることにしよう。

特許出願

研究人生を送る中で、幸いなことに、私はかなりの数の特許を取得することができた。その一つが、１９９０年代初頭、ワシントン大学に在籍していた頃に取得した「ヒト血液凝固第Ⅸ因子のｃＤＮＡとその利用に関する特許」であった。

この特許は、１９８２年に出願したものである。当時、米国でもこの遺伝子組み換えを扱う先端研究分野の特許審査はまだ数少なく、政府の所轄官庁もその審査・判断に手間取っていた時期であり、結局、最終認可までに10年掛かり、１９９２年にスタートした。しかし、この遅延が、幸運にも「特許認可から17年間の特許権保護」をうたった旧特許法の下では出願者である我々を大きく利することになった（新特許法では、出願から20年の特許権保護）。なぜなら、この特許を基に、ボストンのベンチャー企業が、遺伝子組み換えヒト血液凝固第Ⅸ因子の培養細胞による生産法を開発し、血友病の臨床治療に必要な質（活性と安全性）を確保した。大量生産に成功すると共に厳しい臨床試験を進め、無事終了したのが90年代半ばであったのだがそれでも、まだ10年以上の特許保護期間が残されていたのである。この安全な遺伝子組み換え血液凝固第Ⅸ因子製造の成功により、従来治療に用いられていた第Ⅸ因子血液製剤に原因するＨＩＶやhepatitisウイルス等の感染を心配することがなくなった。血友病Ｂ（血液凝固第Ⅸ因子の欠損症）の安全な治療が可能になり、世界中の血友病患者に大きな福音をもたらしたのだった。近年では、さらに改良された遺伝子組み換え第Ⅸ因子製剤が生産され、治療に用いられている。

また、２００１年に日本政府の要請で、30年にわたり住んだ米国からつくば市にある産業技術総合研究所に移った私は、研究所の仕事の傍ら、ミシガン大学在職時に創出した特許技術を用いた新医療法の開発を目指してベンチャー企業を設立した。しかし、当時、米国の状況と異なり、日本では数年にわたる安定的開発研究資金を獲得することは困難で、医薬品開発（技術開発）研究を本格化するまでには至らずに終わった。産業技術総合研究所に９年在職した後に退職し、請われて母校である九州大学に副学長・理事として移り、大学経営に関わることになった。私は、とくに１９８０年代以後は、間断なく日米のさまざまな会社の顧問を務め、共同研究も行ってきたが、幸い、基礎科学研究から応用技術開発、そして社会貢献に至る道筋、それに日米の違いをつぶさに経験する多くの貴重な機会をすることができたのだった。

第6章　強靱なサイエンティストであるために

6・1　ガラパゴスで考えたこと

偉大な先人たち

2016年2月、エクアドル領ガラパゴスに旅した。

南米大陸から約一千キロ離れた太平洋上、赤道直下の絶海に浮かぶ大小18の島々からなる国立公園で、その環境は厳しく保護されている。この閉鎖環境の中で生物は進化してきた。

測量船ビーグル号に同乗し、長い航海中は絶え間ない船酔いに悩まされたというチャールズ・ダーウィンがガラパゴス諸島に立ち寄ったのは1830年代半ばのことであった。わずか一カ月半ほどの滞在だったが、彼は、多様な鳥

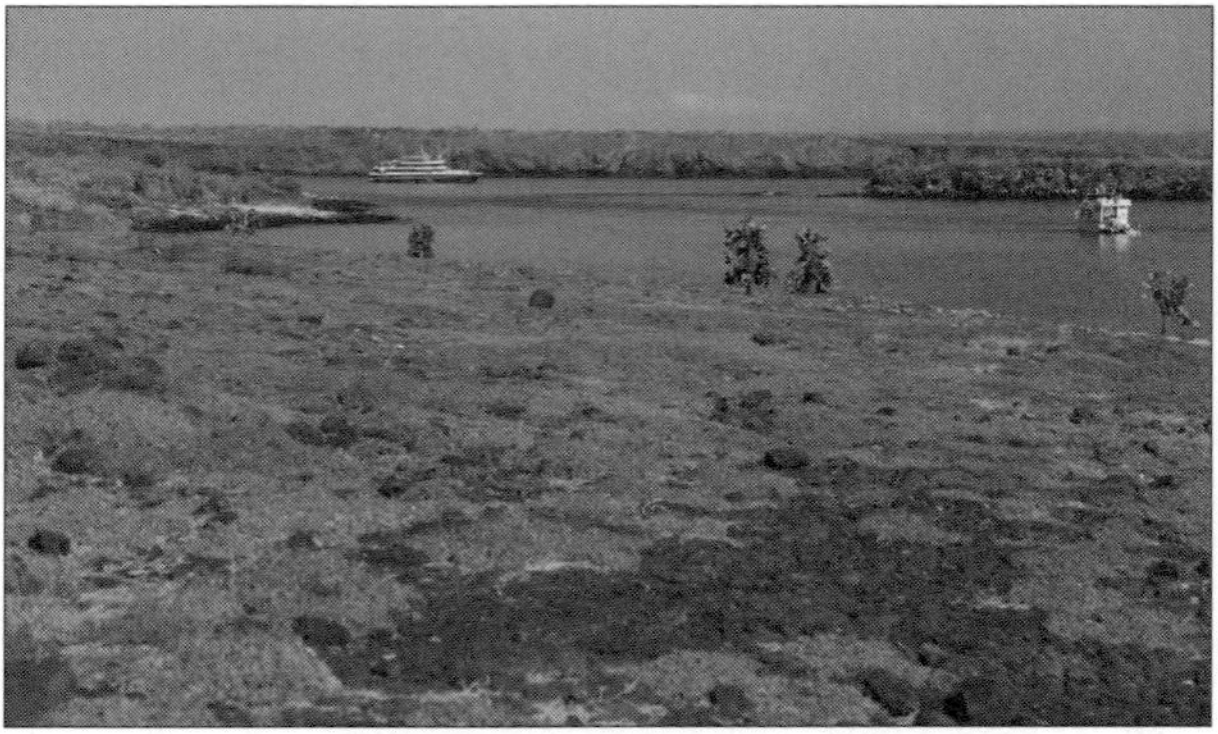

写真20　大小18の主な島からなるガラパゴス諸島の一つ。旅行中、気持ち良い宿泊から移動までを提供してくれた船が左上方に見える。溶岩島のこの島は、サボテンと地衣類で覆われていて、イグアナと鳥類、アザラシが住む。

やイグアナ、巨大な亀、植物、海洋生物等を観察し記録、採取した試料の分析から、生物進化に関する当時としては革命的な理論「種の起源」、を執筆した。

昆虫記で知られるファーブルと遺伝の基本原理を見出したメンデルも、ダーウィンと同時代を生きた。彼らは、その後の生物学発展に大きな貢献をすることになる。当時の社会では、自然観察や分析は経済的利益を上げるものではなかった。そんな中、研究者として彼らに共通する資質（素質）は、純粋な自然への好奇心と探求心、情熱であったのであろう。

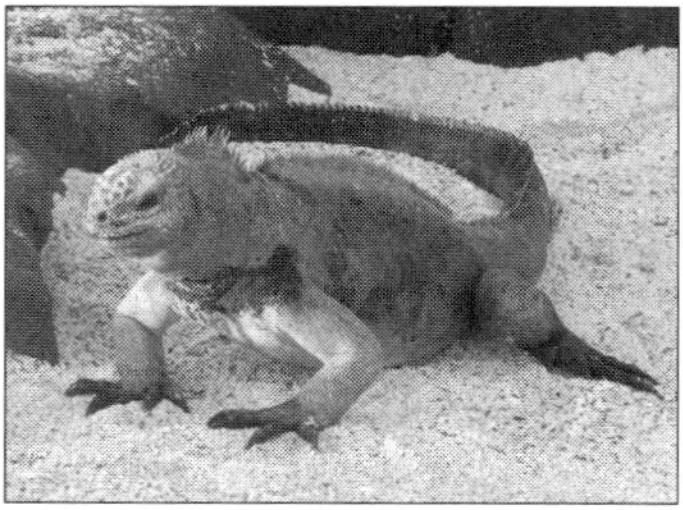

写真21　ウミイグアナ。顔の全面がもっと丸っこいリクイグアナより、顔が突き出している。

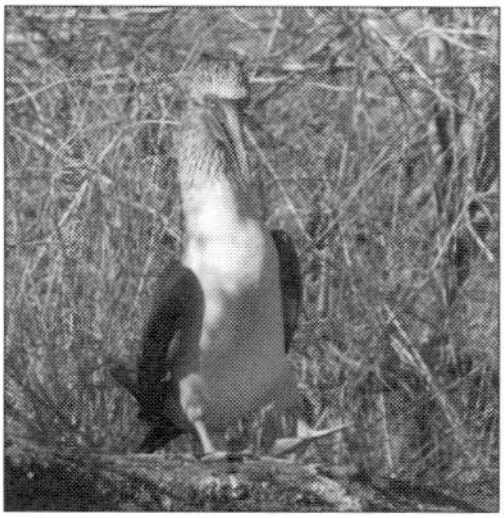

写真22　アオアシカツオドリ。同じ種類だが赤い足のものもいる。

今日の競争的研究環境

今日の生命科学分野の先端研究には高価な施設や設備が必要とされるため、研究者が研究を行うには、まず、競争を制して、大学や研究所等の研究インフラ（研究施設）が整った機関にポジションを得ることが求められる。ポジションを確保してからは、厳しい研究資金獲得競争にさらされながら、成果（論文や知財）を挙げて行く日々になる。

今日のこの研究環境にあって、意図的データの捏造や改ざん、盗用、いわゆる、研究倫理違反（研究不正）は、かなり頻繁に起きてきた。不正を犯してでも世の注目を引く研究成果を出したい、そして研究費獲得競争にも勝ちたい、

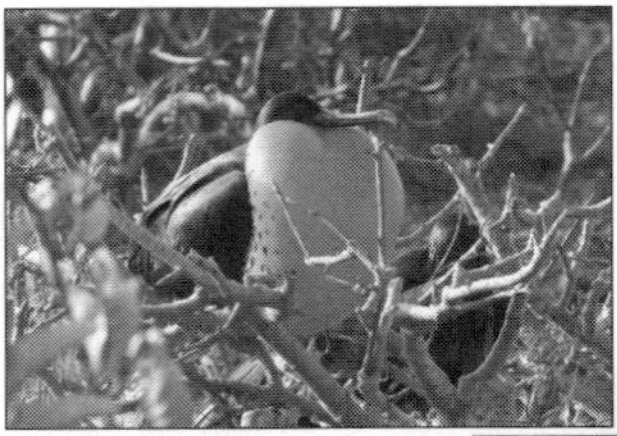

写真23　グンカンドリ。胸の真っ赤な袋に空気を入れて大きくふくらまし、雌にアピールする。下はナスカブービーの夫婦。

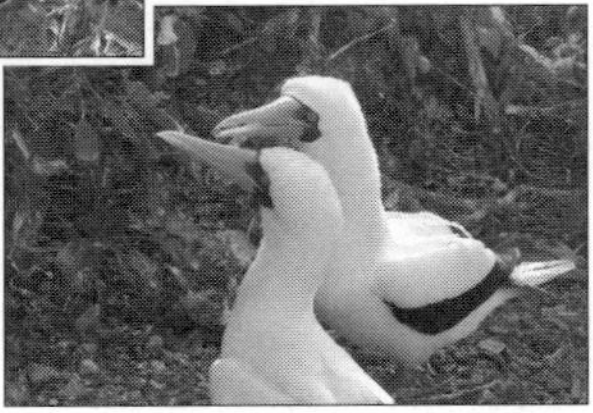

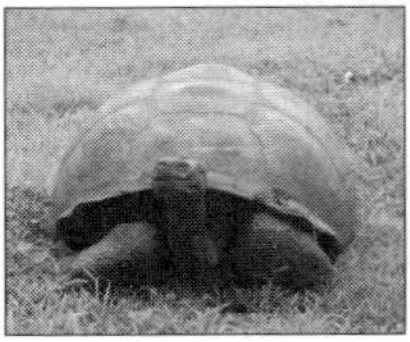

写真24　巨大なリクガメ。産卵のために、海亀が砂浜に上がってくる様子も観察できる。

等の誘惑が研究者を襲うためであろう。研究論文はフィクションではない。徹頭徹尾真実を追い求める研究行為とそれから得られる結果の誠実な記録、まさに研究行為の結晶といえるものだ。研究不正を犯せば、それはもはや科学研究ではなくなる。

これまで、世の注目を集める研究不正事件が起きるたびに、罰則強化や誠実さや良心を含めた研究者の研究倫理感の啓発促進、等の対策が取られてきた。それでも研究不正は依然として起き続けてきている。

一体なぜなのか。

ダーウィン時代と同様、今日の研究者にも純粋な科学的好奇心と探求心が求められる基本的資質であることには間違いないが、今日の競争的環境にあっては、加えて、研究

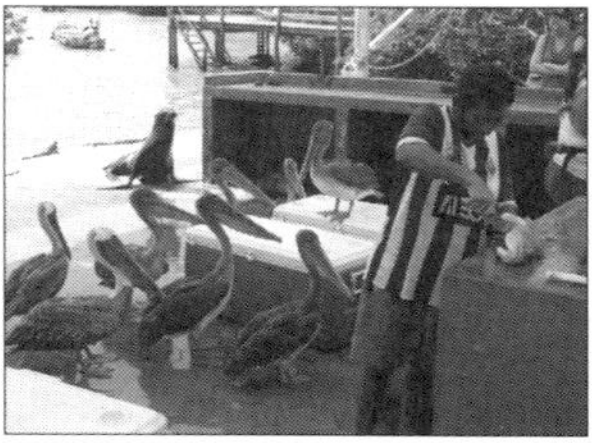

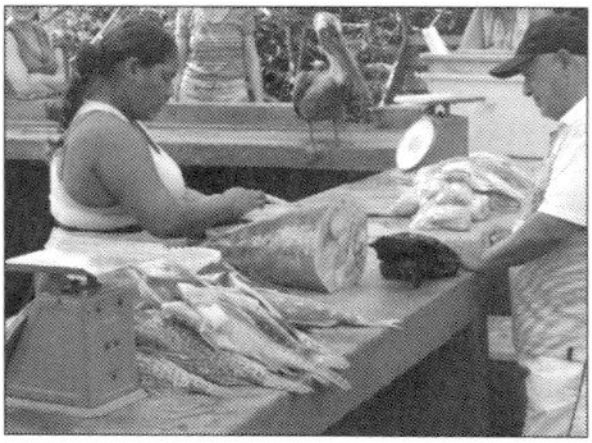

写真 25　ガラパゴスの魚市場風景。固有種を保護するため、ガラパゴスには、天敵になる犬猫、キツネ等の動物達の持ち込みは厳しく禁止されていて、危害を加えるものはない。通りの魚屋には、人間のお客さんに加え、多様な動物達も集まる。

不正を犯す誘惑に負けない健全な強靭さと豊かな創造性が求められるのである。

何が起き、何が問題だったのか

4章と重複するが、非常に重要な教訓を与えるものなので、以下、世の注目を集めたSTAP細胞不正論文問題を例にとり、さらに考察を進める。

2014年1月末、Nature誌にSTAP細胞論文が発表されるのに合わせ、理研CDB（発生・再生科学総合研究センター）は華やかな記者会見を開いた。体細胞から、iPSよりはるかに容易に万能細胞（STAP細胞）が作成できる画期的成果の一般社会向け公表である。しかし、2月に入り、その再現性やデータ改ざん等の問題が指摘されるに至り、状況は一転、この研究の信頼性は一気に地に落ち、実験の再現性検証や研究者の処分等で大騒ぎになった。この不正に関しては多くの論評がなされてきた。そんな中、2014年12月に出版された、毎日新聞社の須田桃子記者著、「捏造の科学者　STAP細胞事件」は、科学記者の眼で、STAP細胞論文発表時の記者会見に始まり、その後の展開を時系列的に追ったもので、貴重な著作である。そして、2016年1月には、この不正事件の渦中の人、小保方晴子氏による手記「あの日小保方晴子」が出版された。これは、研究者を志し、運よくあっという間に天高く舞い上がりながら、次の刹那、急転直下墜落し、地面に叩きつけられる過酷な経験をした若い女性研究者の抒情詩である。この研究者の考えと心理状態を考察する上で興味深い。

ＳＴＡＰ細胞不正事件を振り返る時、私は何ともいえない後味の悪さを覚える。それは、この事件が、日本の大学・大学院教育の基本的問題と世界に冠たる理研の研究者についての疑問、研究機関としてのガバナンス問題、政府の口出し、そして、著名科学ジャーナル（この場合、商業誌であるNature誌）の投稿論文審査過程の問題、等々、さまざまな問題に満ちているためである。

小保方氏は、早稲田大学大学院時代に常田聰《つねださとし》教授（指導教授）に加え、東京女子医科大学の大和雅之教授の薫陶を受けた。学振特別研究員制度で支援され、加えて、グローバルＣＯＥの支援も得てハーバード大学（医）バカンティ教授の研究室に留学する機会を掴み、後にＳＴＡＰ細胞作製に発展するアイデアを得たのだった。また、理研に在籍した後に山梨大学の教授となった若山照彦氏との共同研究も開始した。そして、学位取得後、1年ほどで理研の研究室PI（Principal Investigator 研究室の主宰者）のユニットリーダーのポジションに就き、理研の優秀なシニア研究者、笹井芳樹氏と丹羽仁史氏両氏との共同研究を開始した。両氏は、小保方PIのアドバイザーとしての役割も果たした。それに、西川伸一氏と相澤慎一氏両氏も相談役として機能したようだ。小保方氏は、この段階で少なくとも8名の優秀なシニア研究者や教授の共同研究と指導を得たのだ。若手研究者にとって、これは理想以上の環境で、他の多くの若手研究者にとっては「夢のまた夢」のものであった。

しかしながら、この快進撃には大きな落とし穴が潜んでいた。小保方氏は、知識や実験技術、刺激と研究アイデア、等、研究の華やかな面はたっぷり学んだが、不幸なことにそれと裏腹をなし、研究者がストイックに身に付けておくべき基本的素質である健全な科学的批判精神と研究倫理観の修得が疎かになっていたのだ。そして、小保方氏の周りにいた多くの優秀なシニア研究者たちは、彼女がもつこの基本的問題点に気付かなかったのか、とくに指導することもなかったようだ。彼らは、iPSを越えるSTAP細胞のもつ可能性に心奪われて、著名ジャーナルへの論文発表やメディアでもてはやされること（メディアフープ）に関心が向いてしまったのか、健全な科学的批判精神をもって実験データを精査する作業を失念したのだ。Oct4遺伝子発現は万能細胞の必要条件の一つではあっても十分条件ではない。従って、少なくとも安定してキメラマウス作成が可能になるまで堅実に実験を重ね、納得いく結果が再現性良く得られるまで論文発表を待つべきであった。その意味で、全ての動物実験を遂行し、後半の実験の主導権を握っていた若山氏の責任にはとくに大きいものがある。しかし、研究不正の批判で事態が混迷を深めると、彼は事前に共同研究者に図ることもせず、一方的に論文撤回を公言する挙に出た。２０１５年、理研ＯＢが、動物実験に用いられたＳＴＡＰ細胞が、実は小保方氏によって盗まれたＥＳ細胞である、として提訴したが、証拠不十分で不起訴になった。それに関連して、動物実験を一手に行っていた若山氏の責任に関しては、特段追及されることがなかったのは一体なぜなのか、疑問が残る。

論文執筆の過程でこの研究に密接に関与した笹井氏は、不正問題がもはや後戻りできない段階に至ったと感じ、絶望したのか、自ら逝く選択をした。真相は闇に沈み、理研と国は惜しい人材を失った。

ところで、理研は、大きな資金と時間を費やしてまでも再現性の検証実験を、不正が確定した小保方氏自身に行わせた。これは、ＳＴＡＰ細胞作製法は微妙で、小保方氏本人にしか再現できない可能性があるため、という、全くの第三者である私にはどうも理解できない理由からであった。結局、再現性検証実験は失敗に終わった。共同研究者であった丹羽氏らも再現性検証を行ったが、これもＳＴＡＰ細胞を再現することはできなかった。科学研究の重要な特性の一つは、普遍性をもつことである。この原則に立って、理研ＣＤＢは、しっかりした第三者研究者による検証委員会を設置し、ＳＴＡＰ細胞有無に関して公正で客観的な検証を行うべきだった。それが最も説得力ある検証実験であったのだ。

２０１６年になり、早稲田大学は、学位論文に含まれていた盗作等に関する改定を行う機会を小保方氏に与えたが、その作業結果が満足できるものではなかった、として、既に授与していた学位を剥奪した。これには私は驚いた。何故なら、大学は、大学院課程に受け入れた学生の教育と研究訓練には全責任をもつはずであり、提出された学位論文も問題なしとして、２０１１年に学位を授与していたのだ。今さら、学位論文にコピペ（盗作）等の不正があった、それらの改定が不十分、学位に見合う素養がない、等といった後付け理由で剥奪処分を行うのはおかしいのである。それは、お粗末な大学院教育しかしなかった、もともとの学位審査委員会による論文審査は杜撰でした、と大学自らが認めることだからだ。健全な研究倫理観が身に付かなかったのは、小保方氏自身の問題であるが、大学院教育にも大きな欠陥があったということだ。

さらなる驚きは、論文撤回に伴い、理研が論文投稿費用60万円の返還を小保方氏に要求し、回収したのだが、その際、相応の責任がある論文共著者には何の分担も求めなかったことだ。釈然としない。

全体を眺めてみると、ＳＴＡＰ細胞の不正論文問題に関して、理研と早稲田大学、そして、関連学会の反応も含めて、共通するものがある。それは、不正問題の真相と原因を真摯に徹底して明らかにしようとするのではなく、その責任を既に不正が確定した小保方氏に全て押し付け、問題の幕引きをしようとする意図である。しかし、それではこの研究不正問題の根本的解決にはならないし、ましてや将来の研究不正再発の予防にも役立つものではない。

大学院教育のあるべき姿

大学院の主要な責務は、将来の有能な研究者と教育指導者を育てることにある。私は、米国の大学での研究と教育経験から、日本で慣例になっている、博士課程大学院学生の教育・訓練を実質指導教授一人に任せるやり方は、今日の競争的研究環境にはもはや合わないと思う。代わりに、個々の博士課程学生に対して、当該研究室の指導教授に加えて、その研究分野を理解できる教授4〜5名からなる学位論文委員会を設置し、集団指導体制をとるべきだ。そして、少なくとも年に2回、学位論文研究の進捗報告会をもち、多面から徹底した教育・訓練を行うのである。また、全新入大学院生に対して大学院最初の年の頭初に研究倫理訓練を行う必須カリキュラムを組むべきである。教授陣には大きな努力と時間が求められるが、健全で強靭な次世代研究者の育成を考えれば、意義高い取り組みである。

追考

研究不正の例でよくみられるパターンがある。それは、大学院生や若手研究者が、指導教授の先入観や願望意識に見事に合致したデータを、捏造や改ざんで作成し、指導教授はとくに精査せずにそれを受け入れることにより発生する研究不正である。これは、学生や若手研究者が、指導教授の願望や意向を先取り（忖度）して起きる不正であるが、指導者のもつ研究姿勢と研究倫理観にも深刻な問題がある場合である。また、著名で活発な大きな研究室で時折発生するものだが、将来を嘱望される有能な大学院生や若手研究者が引き起こす不正問題がある。これは、研究室内部にも厳しい競争意識がある環境の中、所用で多忙を極める指導教授が個々の学生と十分対話する時間が取れない場合によくみられる。指導者が、次世代研究者の育成に関する重い責任を果たせないために起きる問題である。

科学研究においては、研究倫理の明快な理解と遵守（コンプライアンス）が求められる。それは、研究活動を委縮させるものではなく、むしろ反対に、研究が本来もつべき真の自由と創造性、普遍性を担保し、生産性を確かなものにするものである。

（2016年7月13日）

6・2 研究者に求められる資質と研究費

私が現役を退いてから4年がたった。これまでを振り返る時、自ら挑戦を求めて苦労をし、失敗と成功を重ねた研究人生であったと思う。今年のノーベル賞候補の話題も出始める季節になったが、世の中には、ごく少数だが強運の持ち主で、名実ともに凄い成功を収める研究者もいる。しかし、ほとんどの研究者はまあまあ満足な人生を送るのではないだろうか。なかには判断を誤り、研究倫理違反を犯したり、運の女神に見放されたりして、後悔に満ちた人生を送る研究者もいる。そこで、ここでは、「研究者として成功する」とはどういうことなのか、について考えることにする。

研究者を目指すに至る背景

研究者を目指すに至る背景には、人それぞれに多様なものがあるであろう。僭越だが、ここでは私自身の背景から始めることにする。私は、太平洋戦争開戦の直前に福岡県の山々に抱かれた盆地の農家に生まれた。私の高校時代、1950年代の後半には既に害虫駆除の農薬使用が始まっていたが、まだ本格的な農業機械化の波がくる前であった。そんな時代、家族経営の小農家にとっては、子供たちは大事な労働力であり、農繁期ともなれば家族総出の農作業が続いた。後になって振り返る時、成長期に否応なしに従事した農作業の日々は、期せずして体力の鍛錬に役立ち、同時に、どんな辛い野良仕事もいい加減にしない精神力、やり抜く力と集中力、それに、天候次第の農作業の性質から強い規律感覚、等、人生で基本的に重要な資質の養成に役立ったと思う。それは、後に研究者となり、厳しい競争を伴う研究や、孤独な状況で展開する新研究分野の開拓に追われる中で求められる挫けない強靭な研究者魂の基盤にもなった。当然のことだが、研究者魂の鍛錬は個々の研究者の成長環境により多様な経路を辿る。

私が、将来研究者になることを考え始めたのは、大学での卒論研究が契機であった。大学院に進学し、蛋白質化学分野の研究訓練を受けたが、私の学位論文は注目されるような立派なものではなかった。しかし、大学院での訓練は、私の研究への興味を明確にしてくれたのだった。

研究者への道

1970年、九州大学の大学院博士課程を修了した年の秋、私はポストドクトラルフェロー(ポストドク、研究研修生)として米国シアトルにあるワシントン大学(UW、医、生化学科)に留学する機会を得た。米国にきてからの3カ月ほどは、英会話も思うにまかせず、毎日夕方になると頭痛がしたものだった。半年が過ぎ、そんな日々にも慣れた頃、指導教授が末期大腸がんを病んでいることが分かり、研究室に衝撃が走った。研究室にいた数名の大学院生やポストドクたちは、早々に行き先を見つけて蜘蛛の子を散らすように去り、何のつてもない私だけがおろおろと研究室に残った。それからわ

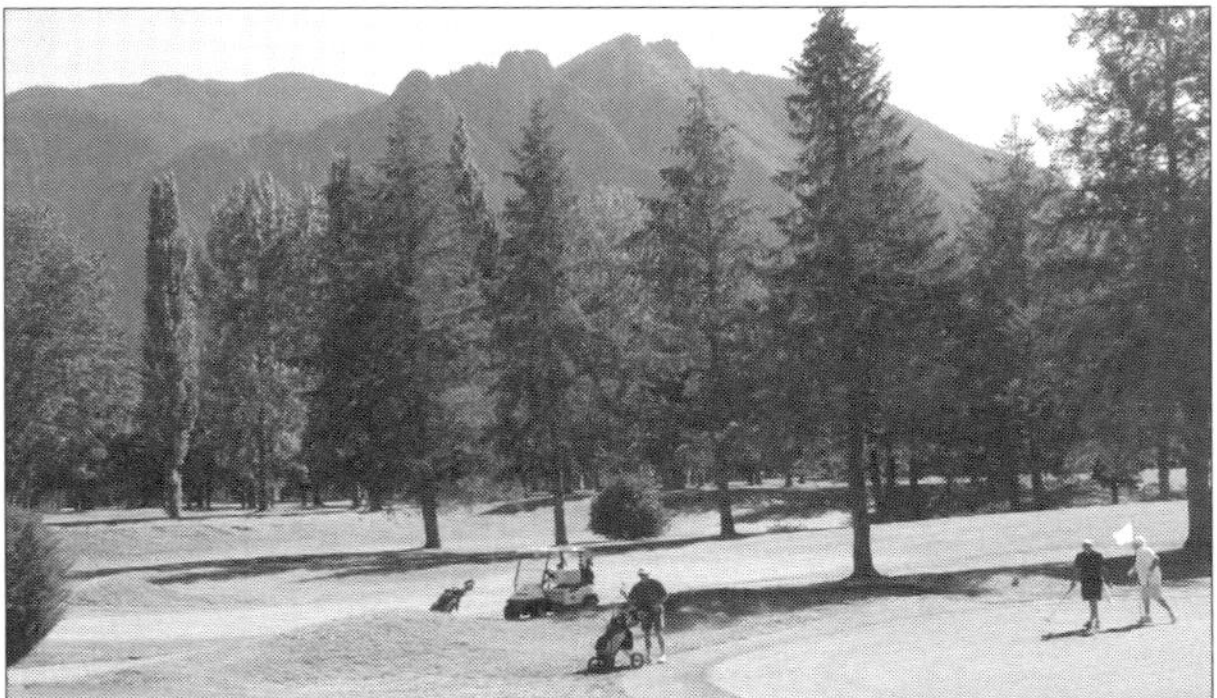

写真27 シアトル郊外ノースベンドにあるMt. Saiゴルフコースの美しい風景。この山間の田舎町は、日本でもお馴染みの映画「Twin Peaks」のロケ地で知られる。若い頃、時折ここでゴルフを楽しみ、この急峻な山にも登った。

ずか半年ほどで教授は逝った。幸い、学科の計らいで教授がもっていた米国の国立衛生研究所(National Institute of Health、NIH)からの研究費は、私が取り組んでいた研究プロジェクトが終結するまで継続することになり、私は必要な実験を重ね、論文作成を行った。そして、私はBiological Structure学科（解剖学）の新しい研究室に移籍し、全く未経験のX線結晶解析学と大型コンピュータによる解析法を必死で習得しながら新しい研究に挑戦する日々を送った。当時、手術が必要な病気もしたが、幸い若く、総じてすこぶる元気であり、週末や余暇には、スキーやゴルフ、大学時代のグライダー操縦の延長でセスナ機の飛行訓練、スキューバダ

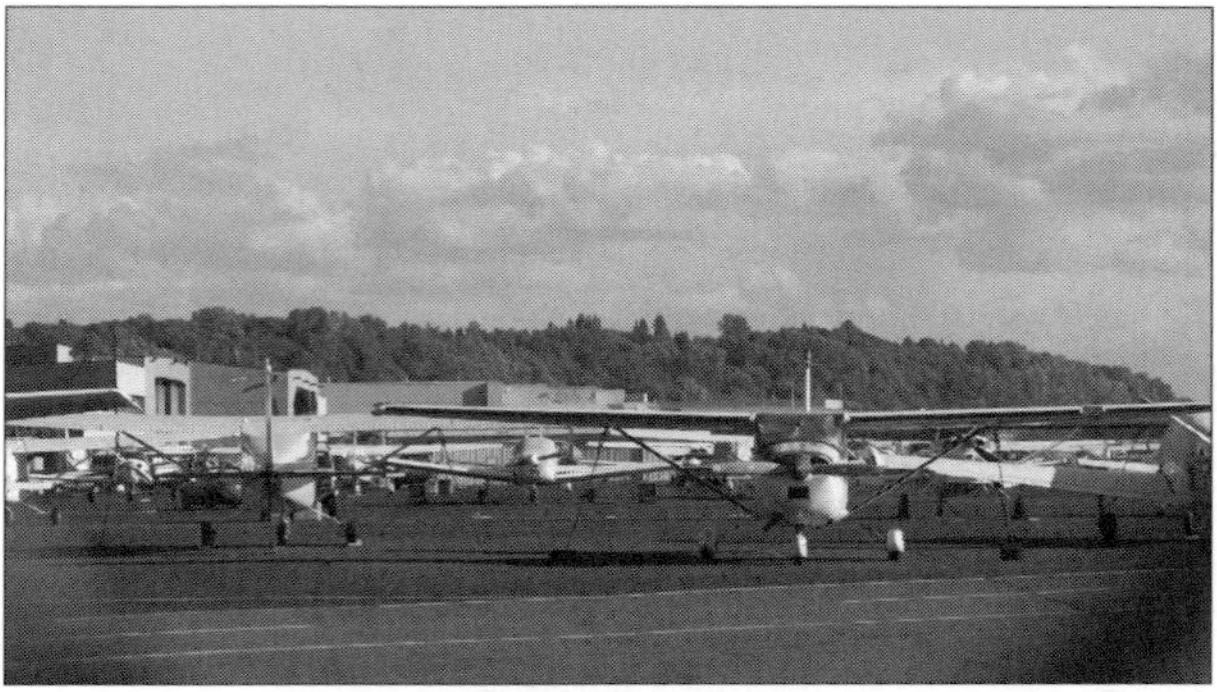

写真28 シアトルのダウンタウンの南方にあるキングカウンティ(郡)の飛行場(俗称、ボーイング飛行場)。忙しいシータック国際空港とは異なり、緊急の場合以外は通常の国際便は使わず、主にボーイング社が整備に使用する。加えて、多数の私有小型機が発着する。ここで私はセスナ機の操縦訓練に夢中になった。

イビング、それに、旅行を楽しんだ。それに、1980年頃からは大学剣道クラブの顧問も引き受け、学生たちと共に練習に汗を流した。こうして、気分転換を十分に図りながら前向き思考を保つようにしていた。そして、優秀な同僚たちに囲まれた研究環境の中で、私は本気で米国大学でのキャリヤー形成を考え始めていた。

さて、実験科学研究にとって研究予算の確保は最重要事である。若いポスドク時代は自ら心配する必要はないが、将来、米国の大学で永久雇用保障（テニュア）付きファカルティポジション（教授職）を獲得し、一人前の大学人生（アカデミックキャリヤー）を創っていくには、研究費の安定的確保が必須要件として求められ

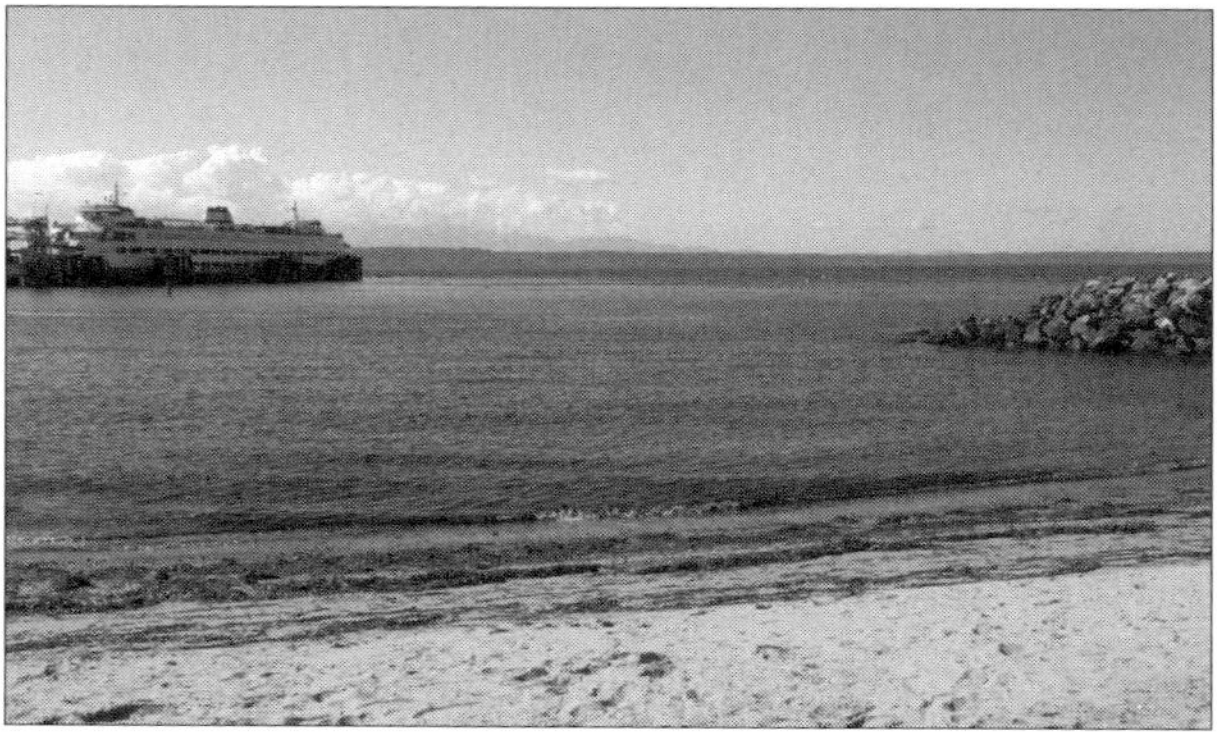

写真 29 シアトルの北にある小さな町、エドモンドの海岸でスキューバダイビングの訓練を受けた。フェリーの船着き場の北に位置し、海底公園に指定されている。少し沖に古い難破船が漁礁となっていて、豊かな生態系を作っている。

た。それに、私の様に外国で大学院教育を終了した後に米国の大学にきた者には、テニュアポジションを獲得することがきわめて困難で、まず最初の高い壁として立ちはだかった。幸い、UWにきてから数年たった頃、私はNIHのResearch Career Development Award（RCDA）を獲得することができた。これは、Assistant professor/Associate professorレベル対象の、研究者登龍門的意味合いをもっていて、その後の私の大学人生の形成に強固な基盤を与えてくれた。さらに私にとって幸運だったのは、このAward

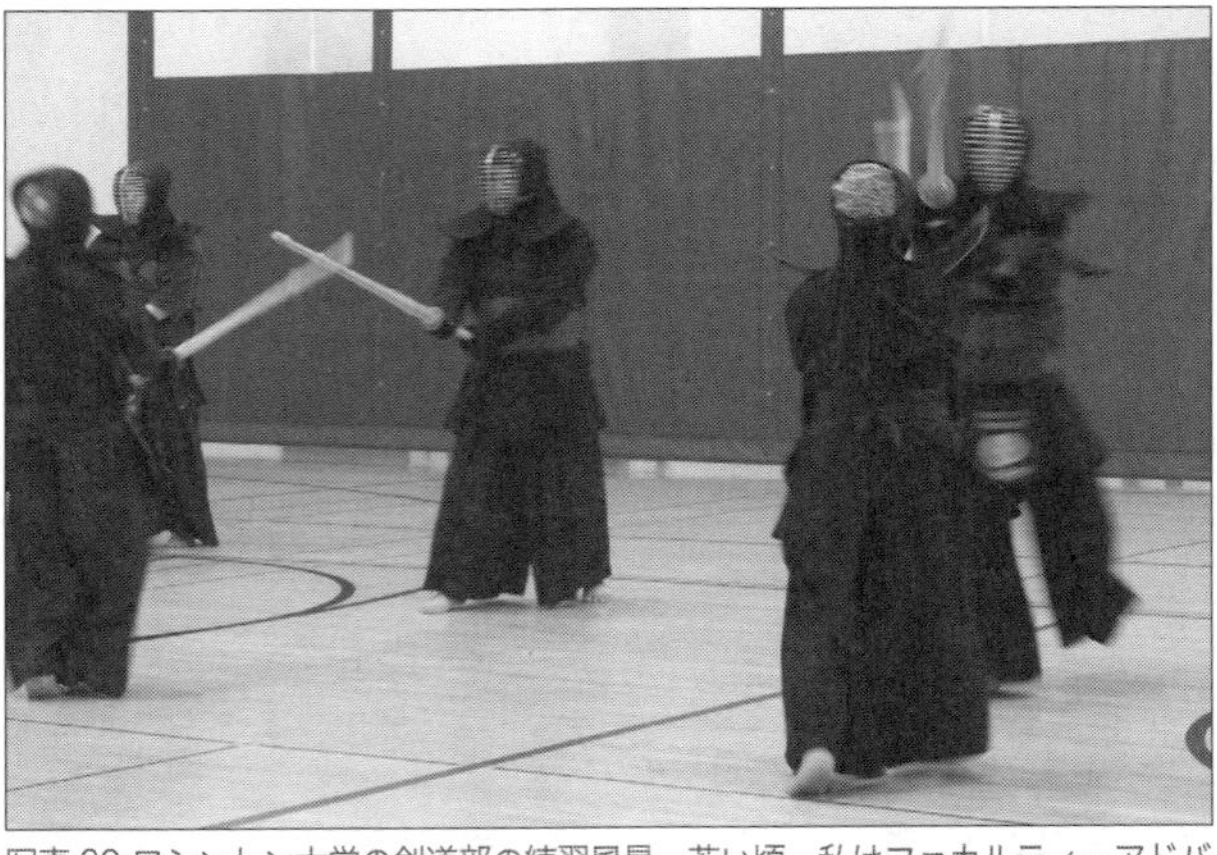

写真30 ワシントン大学の剣道部の練習風景。若い頃、私はファカルティーアドバイザーを務め、国際試合にも参加した。剣道は米国大学の間で盛んで、ワシントン大学剣道部も強豪の一つ。今では、推定数十人のメンバーが所属し、毎週水曜と金曜の夕方、定例練習をし、汗を流す。大学の新しい体育・厚生施設には、専用の素晴らしい練習用ジムまで整っている（この写真は多目的ジムでの練習風景）。

による支援期間がちょうど70年代末から80年代初頭に当たったことで、ライフサイエンス分野にとってまさに革命的といえる分子遺伝学／分子生物学の大波が押し寄せてきた時期と重なったのである。この新学問分野の到来に私は非常な興奮を覚え、遺伝子を扱った研究経験もなくリスクは高かったが、躊躇なくこの新分野に飛び込んで行った。幸い、私の挑戦は成功で、蛋白質化学の基礎の上にこの新分野の研究展開ができるようになったことは大きく、以後、NIH研究費（ROI、日本の科研費に相当）を安定的に獲得していった。1986年にミシガン大学に移籍したが、90年代には財政難で、米国研究史上初となる公的研究資金の大窮乏時代が襲来した。当時、私はNIHの研究費審査委員（常任と非常任）および米国心臓財団の研究費審査委員を務めていたため、この未曾有の厳しい研究費獲得競争をいやが上にも感じていた。そんな状況の中、私は複数の主要なNIH研究費を維持し続け、2000年の段階で私の研究費がNIHから研究費を得ている全研究者のトップ1％に入っていることを知り、驚いたのだった。そして、2001年、日本政府（経済産業省）の要請で、（独）産業技術総合研究所（産総研）に移籍してからは、経済産業省から研究費を得ることになった。しかし、米国の大学にいた頃には想像もしなかった深刻な問題と向き合うこととなるのだった（これについては1・4で述べた）。

私の研究活動は、蛋白質化学に始り、X線結晶解析学、そして血液凝固系因子の生化学を経て、1980年からは血液凝固系の分子遺伝／分子生物学分野、そして、新血管造成因子や膜会合蛋白質分解酵素の分子生物学的研究に広がった。そして、1986年にミシガン大学に移籍してからは、遺伝子の発現機序の解明と遺伝子治療法の開拓研究も加わった。また、90年代には、後に私のライフワークとなる未知の分野「年齢軸に沿った体の変化の調節機序（年齢軸恒常性分子機構）」の開拓にも挑戦することになった。数年の苦労の末に、幸い年齢軸恒常性に関する最初の分子機構を発見することができた（この研究はNIHによる政府への年次成果報告で特別コメントを獲得）。これらの研究から、私は多くの基本特許を取得した。その一つから遺伝子組み換え血液凝固第IX因子製剤が開発され、多くの血友病患者を救い、大学には巨額の特許料収入をもたらした。こうして、幸運にも私は、基礎研究から革新的医療技術開発、社会貢献に至る全過程の貴重な経験をすることができたのだった。

研究者は、若い時期に数多くある研究分野の中から強い興味を覚え、将来性もあると考える分野を選び、必要な訓練を受け、研究活動を展開していくことになるが、未来を映し出すクリスタルボール（水晶球）はなく、将来の大きな成功は〝運任せ〟、が現実である。そして、どのような研究であれ、洞察力と創造的感性を研ぎ澄まし、科学的論理を突き詰めて没頭し、失敗と成功を重ねる中から研究の真の面白さに触れ、魅了されるのである。この過程を楽しみ、研究に夢中になることができたとしたら、それこそが研究者冥利に尽きるというものであり、強靭で挫けない、素晴らしい研究人生である、と私は思う。その上にノーベル賞等の大きな栄誉を得る強運に巡り合えたとしたら、それは大きなボーナスであり、心からの祝福に値する。

科学研究と技術開発、研究資金

さて、科学研究のための公的予算の充実は、国家の科学技術発展と革新的産業強化を促進し、将来の経済的繁栄を担保する上できわめて重要である。

近年、日本の研究開発に投入される予算は徐々に増加してはきたが、金融危機を経験した２００８年以降、下がり気味となり、その後、横ばい気味の状態にある（文部科学省「科

学技術要覧　平成二七年度版」)。予算レベルは格段に高いが、米国の場合も似たようなパターンを辿ってきた。一方、中国政府は、科学技術発展を最重要政策に掲げ、90年代半ばから科学研究・技術開発への投資を本格化し、2000年代には年率20%にものぼる驚異的な予算拡大を続けてきており、2009年を境に日本を追い越し、2013年には日本のレベル(18・1兆円)の倍のレベル(35兆円規模)にまで至った(OECD購買力平価に基づく計算)。もし、この増加傾向が続けば、中国は数年もせずに米国のレベル(47・5兆円)をも追い越すことになろう。中国政府は、科学研究支援における選択と集中を徹底し、イノベーション創出機関である国家大学サイエンスパークを通して技術開発を強力に推進してきた。2000年以降の「うみがめ政策」による優秀な研究者層の急速な強化も効を奏し、今では科学論文出版や特許出願数において、既に日本を追い越し、質においても世界一流を誇るものが増えてきている。中国企業による世界の優秀企業買収も加速しており、世界の製造工場から革新的製造産業強国への変身と科学技術での世界制覇を目指す中国政府の意図は着々と成果を挙げつつある。

米国のライフサイエンス／医学・臨床研究関連の公的研究予算は、総額14兆円(2014

年度）で、そのうち、22％がＮＩＨの年予算（約３・２兆円）である。これも緊縮財政の中、連邦機関の自動的歳出削減措置下にある。この予算の８割ほどが、大学等の機関の約５万人の研究者の研究支援に使われる。日本の科研費によるライフサイエンス研究支援予算は７００億円程度である（臨床研究費は含まれない）。

ここで重要なことは、研究予算の額が大きければ全て良し、ではない点である。予算の運用、つまり、生産的配分と管理、成果産生の促進、そして、成果に基づく技術革新と社会還元のサイクルが効率よく、生産的に機能していることが肝要なのだ。２００１年から11年間、私は日本で研究する機会を得たが、科研費の審査（ピアレビュー）過程が、あまりに申請研究の選抜目的に偏ったものであり、評価まとめもわずか一行で採択、非採択を述べた非生産的なものであることに愕然としたのだった。私は米国ＮＩＨのＨＬＢ研究所（心臓・肺・血管研究所）の general medicine 部門の審査委員会委員を長く務めた。20名ほどの優れた研究者からなる委員会の審査は、高い透明性と公正性を保ち、研究と研究者の育成を強く意識したもので、研究費を獲得する、しない、に関わらず、数ページにわたる詳細な審査まとめが研究者に返却され、研究向上に相乗的に貢献した。この生産的審査システムが未来の優れた研究者の育成に果たす役割は計り知れない。日本は、貴重な公的研究費のより効果的使用のため、少なくともまずその審査システムの抜本的改革を急ぐべきである。

（2016年10月13日）

6・3　カオス世界にあって考える

米国大統領選挙とその影響

２０１６年11月8日、第四十五代米国大統領を決める選挙が行われた。調査や選挙討論会に基づく大方の予想に反し、民主党候補ヒラリー・クリントン氏を抑え、不動産開発会社経営で、国内外政治は未経験の共和党候補ドナルド・トランプ氏の勝利に終わった。最終的一般投票数集計ではクリントン氏の得票がトランプ氏を２８０万票余り上回ったのだが、米国特有の選挙制度であるelectoral college（選挙人団）によりトランプ氏の勝利となり、後日（12月19日）、正式に確認された。今回の選挙では、激戦州の一つであるウイスコンシン州では票の数え直しも行われた。同時に行われた議会下院議員選挙でも共和党が多数となり、上院、それに、新大統領により保守系判事が最高裁空席に指名され、議会承認されると、立法と行政、司法の三権、全てにおいて共和党が主導権を握ることになる。この選挙では、ロシアがトランプ氏有利を誘導する目的でクリントン氏と民主党本部を標的に情報ハッキング攻撃を行う、というきわめて憂慮すべきことが起きた。

米国在住の私にとって、今回の選挙結果はとくに衝撃的であった。政権が変われば当然、政治と経済、外交に変化が出るのだが、今回の場合はその揺れ幅が極端で、教育や科学研究、地球環境等にも深刻な影響が出ると予測され、本稿でも取り上げることにした。

トランプ氏は、選挙戦中、米国第一主義を掲げ、グローバル自由貿易反対/保護貿易、そして、差別的言葉でメキシコ系移民(合法、違法を含め)及びイスラム教徒移民の排除を声高に主張してきた。若い頃の彼は、見知らぬ女性の体を撫で回すといった変質的性癖があったことが知られているが、女性、それに身障者など社会的弱者に対する差別的で衝撃的な言動もあって、米国大統領に求められる品位を欠くと批判されてきた。しかし、彼はTVリアリティショウのスターとして鍛えたレトリックで、alternative(alt)-conservative層(alt-rightとも呼ばれ、white nationalistの価値観を主張する人たち〈オルタナ右翼〉)や退役軍人、大きな貧富の格差に不満をもつ労働者階層や農民、それに、既成政治に失望を覚えて変革を求める若者たちの感情に直接訴え、ロシアによるハッキング支援の効果もあったのであろうか、勝利を手にした。彼は米国ライフル協会(銃規制反対団体)や白人至上主義団体からの選挙支持も受けた。

トランプ氏は、選挙戦中の言質を選挙後には簡単に変更したり、憲法の定める国民の基本権利を無視する発言をしたり、重大な国の内政、外交に関しても、次期大統領であってまだ正式な大統領ではないのに、きわめて軽率にツイート発信をしてきた。また、彼には世界（地球惑星）が直面する深刻な環境問題を始め、科学的に確立された事実さえも無視する発言があった。さすがにこれには米国科学振興協会（American Association for the Advancement of Science, AAAS）が苦情を呈した。選挙後、トランプ氏は、地球環境変化が部分的には人間の活動が関わっているだろう、とも述べたが、その舌の根も乾かぬうちに発言を翻し、強硬な産業規制緩和論者のスコット・プルイットを環境庁長官（2018年7月辞任）、そして、地球温暖化に懐疑的なリック・ペリーをエネルギー長官に任命した。このことから、地球温暖化抑制に関するパリ協定からの脱退の可能性を含め、環境問題の取り組みはオバマ政権時からは大幅に後退することになろう。

トランプ氏は、彼を支援したalt-conservativeを代弁する人たちを側近に付け、政権人事では、一部、人種や女性への配慮を見せるものの、国務長官をはじめ全ての主要ポジションには強硬右派の人物や産業界（とくに金融界）ＣＥＯを指名し、史上初の超富裕層人材からなる政権作りを進めている。彼は、選挙戦中から、国境に壁を作りメキシコからの不法移民を排除し、イスラム教徒を排斥する、と主張してきた。批判にあうとすぐさま激しい言葉で反論する、所謂〝皮膚の薄い不寛容さ〟を見せる。彼の言動に啓発されて、米国内では早くも人種や宗教に基づくおぞましい差別風潮の台頭が見られ、選挙後からはヘイトクライムが急増しており、米国社会に大きな影を落とし始めている。少しずつ前進してきていた銃規制も、今後は後退することになろう。

トランプ政権下、巨大減税（所得税

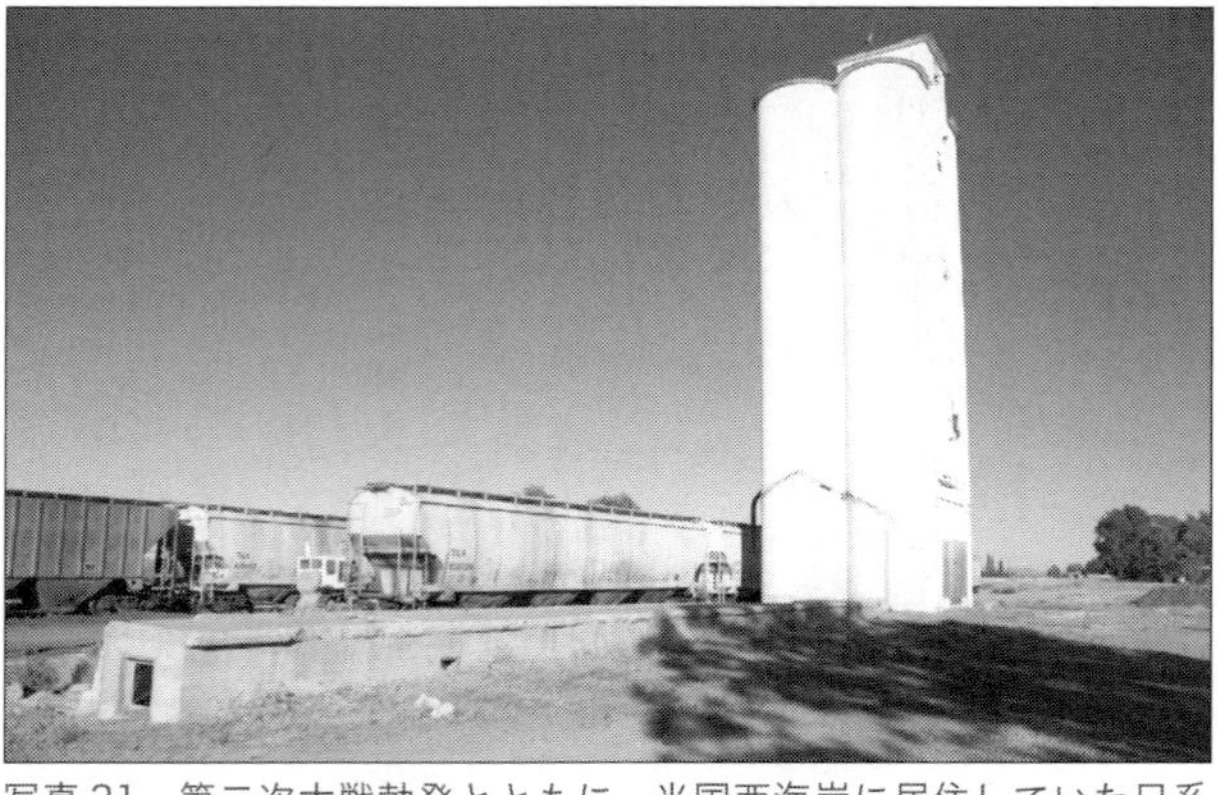

写真31　第二次大戦勃発とともに、米国西海岸に居住していた日系人120,000人あまりは米国市民にもかかわらず敵性市民として、全国10ヵ所の僻地に作られた強制収容キャンプ（incarceration camp）に送られ、言語に絶する辛酸をなめた。憲法違反政策であった。この写真は、アイダホ州ミニドカにあるキャンプに送られた日系人12,000人あまりが降りたった粗末な汽車の駅の風景（当時はサイロ塔はなかった）。

と相続税、法人税）や企業の規制緩和等の経済政策が実施されると、富裕層は濡れ手に粟で、苦労なく巨万の利を得るが、皮肉なことに、彼の中核支持基盤である白人中産階級労働者層や底辺層には、あっても微々たる利益しかない。貧富の格差は今よりさらに大きくなると予測されている。インフラ整備（巨大公共投資）と軍備増強、エネルギー関連、金融等の分野は優遇されるが、社会福祉や教育・科学技術研究、それに地球環境問題対策関連等の予算は削減されることになろう。医療保険の見直しで、健康保険をもたない人口

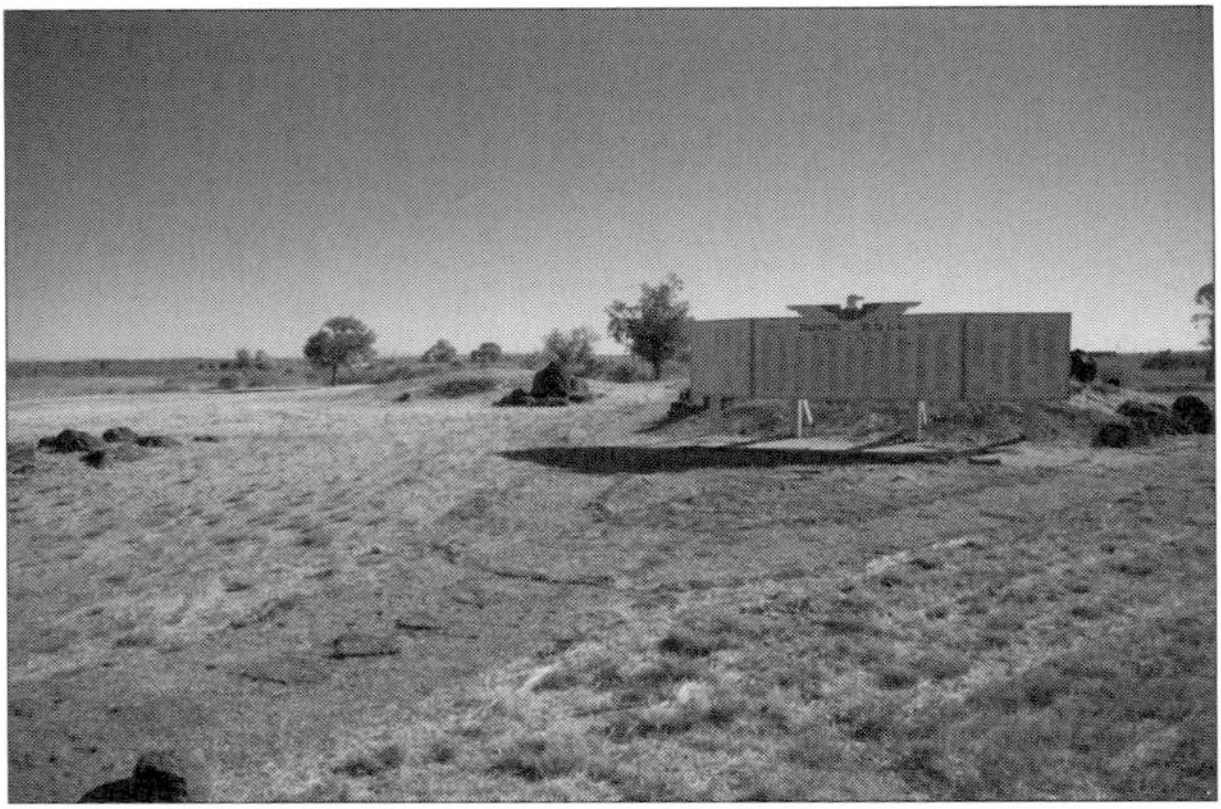

写真 32　ミニドカ強制収容キャンプの入り口付近の跡地に立つ日系人戦闘部隊 442 の記念碑。日系志願兵からなるこの部隊は、ヨーロッパ戦線に送られ、壮絶な犠牲を払う熾烈な戦いを勇猛果敢に戦い、米国への忠誠を示した。米国軍隊史上最も輝かしい功績を挙げ、その名誉が称えられている。彼らの巨大な犠牲は、戦後の米国社会を生きる日系人に大きな支えとなった。

を減らす政策（Affordable Care Act, オバマケアともいわれる）の停止と変更が行われ、高齢者保健（Medicare）及び貧困層向け保険（Medicaid）の予算削減、それに年金給付額の削減も予測されている。

中傷合戦に満ちた大統領選が終わり、共和党主導の安定した政治の下での大減税や規制緩和等の経済政策への期待からか、選挙後の米国では、株価の著しい上昇とドル高・円安が進んできた。しかし、内向き志向の保護貿易政策に基づく米国第一主義政策は、いずれ自由と民主主義の世界リーダーとしての米国のさらなる弱体化とグローバル経済／自由貿易世界からの孤立化をもたらし、経済活力の低下に繋がる可能性がある。シリアやアフリカからの難民問題が契機となり、ＥＵ域内でも内向きナショナリズの台頭が見られる中、今回の米国大統領選は、その傾向にさらに拍車をかけることになろう。

日本との関係

緊迫した東アジアの地政学的環境にある日本にとって、とくに米国との経済的に強固な繋がりと緊密な政治的連携、安全保障同盟の堅持は核心的国益である。選挙戦レトリックからか、トランプ氏は在日米軍の費用の全額負担、さらには日本の核軍備容認にまで言及した。彼は、選挙中の発言と国務長官人事から見て、オバマ政権路線からは大きく異なり、親ロシア政策に舵を切ると見られる。一方、中国の海洋領土拡張や強い保護経済政策を批判するが、親習近平書記の人物を駐米大使に指名した。そして、台湾に関する中国の一国制を否定してみせ、南シナ海で作動中の米海軍無人探査ドローン奪取を激しく非難した。彼の対中国政策はまだ予測困難である。トランプ大統領出現によりカオス様相が一

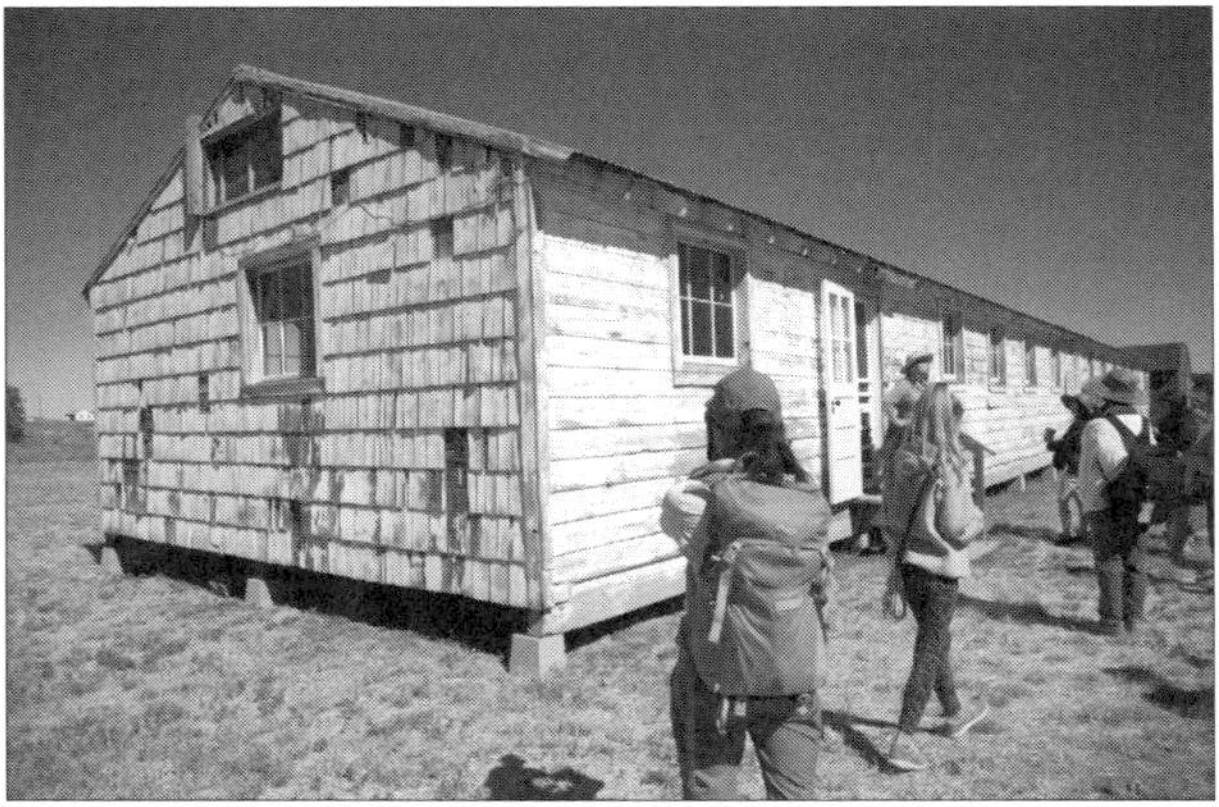

写真33　強制キャンプで、日系人が住んだバラックの一つ。800戸あまりが建てられたが、今はわずか数棟しか残っていない。一戸当たり数家族が収容され、プライバシーもない生活を４年間あまり余儀なくされた。荒れ砂漠の僻地で、酷寒と酷暑、強風で細かい砂が絶えず入り込む実に粗末な建物であった。

層深まる国際環境にあって、日本は、非現実的な平和論を弄するのではなく、米国との緊密な関係を基軸に、信頼できる諸国との安全保障体制をさらに強化する一方、自衛のための正当な軍事力の拡充と整備をしっかり図り、悪意ある攻撃に対する強力な抑止力とすべきである。

保護貿易論者のトランプ氏は、オバマ政権と日本政府が他の10カ国とともに、関税撤廃等の基準を掲げた未来志向のグローバル経済モデルの創造に向けて推進してきた環太平洋戦略的連携協定（Trans-Pacific Partnership、ＴＰＰ）合意からの離脱を公言してきた。一方、日本はその国会承認を完了した。歴史的教訓からいって保護貿易主義は世界に明るい未来をもたらさないこともあって、苦労しながら得られたＴＰＰ合意であったが、中心的役割の米国が脱落すれば骨抜きとなる。そうなれば、日本が参加する主要な国際貿易枠組みは、既存の二国間自由貿易協定（ＦＴＡ）を束ねる東アジア地域包括的経済連携(Regional Comprehensive Economic Partnership、ＲＣＥＰ）だけとなる。これには米国は参加しておらず、経済規模から中国が主導権を握るといわれる。

教育への影響

今回の大統領選は教育全般にも大きな変化をもたらしたと考えられる。トランプ氏が教育省長官に任命したベッツィ・ディボス氏は、規制緩和により、高校までの基礎教育（K－12教育）を、政府の支援資金を一定投入する私学教育（チャータースクール）に任せ、宗教教育を含めた多様な教育選択肢を主張してきた人物である。彼女の任命で、公立義務教育の予算は削減され、優秀な教員人材の確保に必須な待遇改善はより困難となろう。中間層／貧困層子弟の教育機会均等と質の担保が問われ

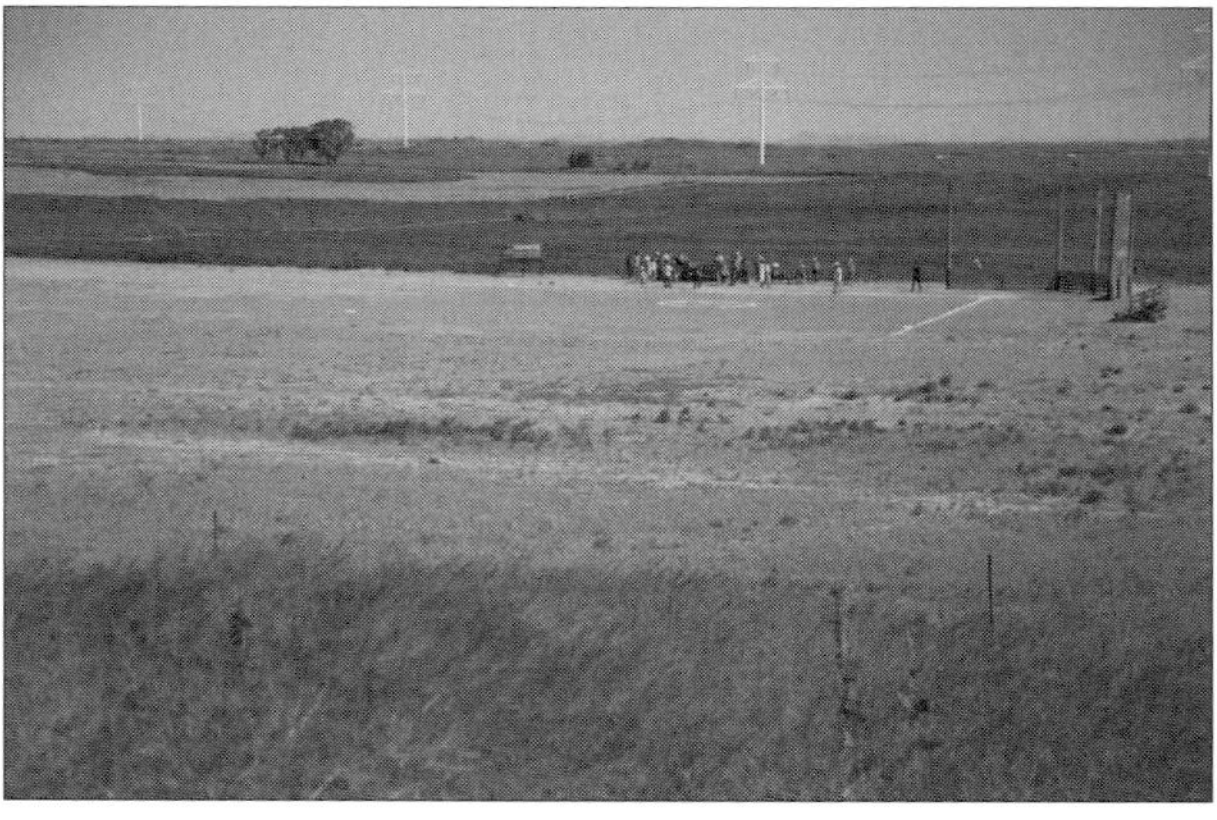

写真34　強制キャンプの若い男たちの娯楽は唯一つ、野球であった。チームを形成し、地元近隣チームと交流試合をして親善を深めたという。近年、国立公園局が強制収容キャンプ跡のNational History Monumentとして整備を進めており、その一環として、ミニドカには2016年野球場が復元され、5月のリユニオン式典に合わせて除幕式が執り行われた。

ることになる。

倫理観の低下

話は変わるが、最近、日本の著名大学、とくに東大と慶応大の学生による愚劣で、鬼畜にも劣る集団暴行性犯罪が報道された。「東京大学誕生日研究会」という、いかにも怪しげなサークル、それにこれまで活動が知られていた「慶応大学広告学研究会」所属の学生によって引き起こされたものである。千葉大学でも学生が少女誘拐監禁という猟奇的犯罪で逮捕され、また、最近には、複数の医学生と若い指導教

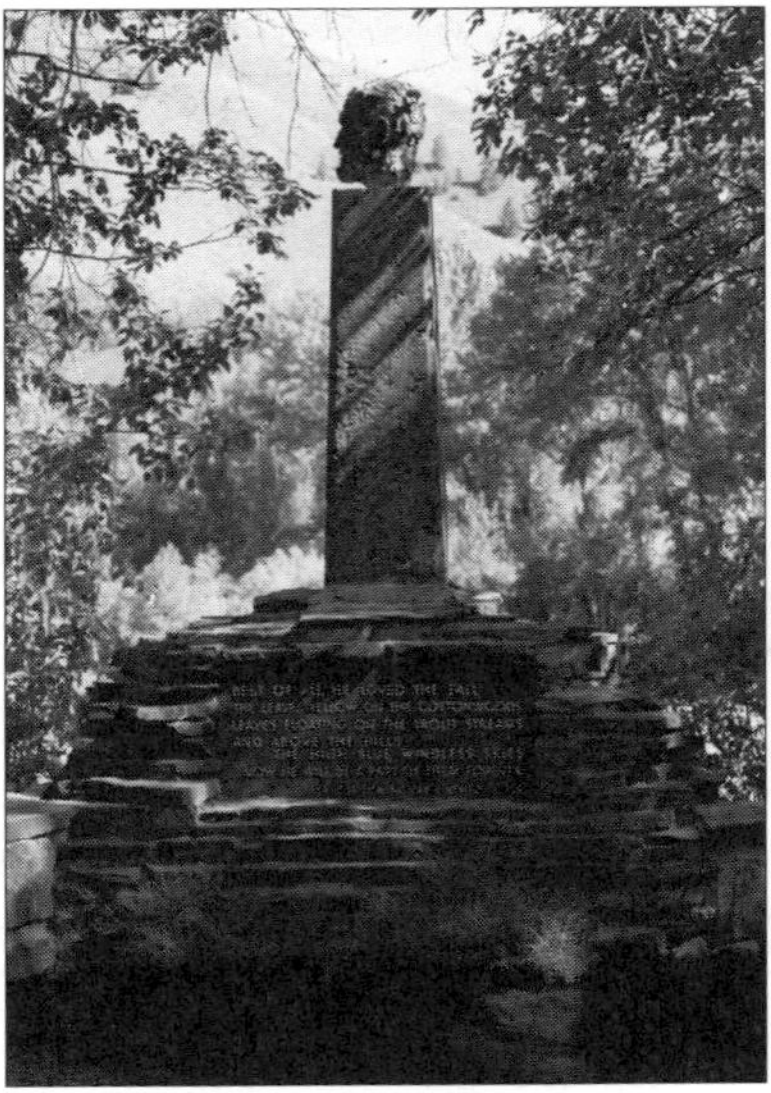

写真35　ミニドカの北方、山間にあるこじんまりした優雅な町、Ketchumは、著名なSun Valleyスキーリゾートがあるところだが、作家ヘミングウェイが人生後半を居住し作家活動をしたが、自殺して果てた地としても知られる。彼の記念碑が建立されている。

員が集団強姦罪等で逮捕された。2003年に起きた早稲田大学生主宰の「スーパーフリー」サークルによる集団暴行性犯罪が思い出される。大学キャンパスに存在するサークルの多くは、大学公認のまともなものから、非公認で大学が黙認するものまである。これらのサークルは少なくとも大学名が冠されていて、新入生は、それらが破廉恥行為犯罪の隠れ蓑に用いられるとはつゆ知らず参加し、犯罪者の餌食になるのであろう。犯罪を引き起こす本人たちの罪は断じて許されるものではない。しかし、大学もまた大きな責任を負っていることを自覚すべきである。大学のもつ教育責任は、講義等による学生の知識教育に加え、人間性の薫陶、健全な情操教育も含む。多くの大学は、サークル類の活動に関しては学生たちの自己責任に任せ、活動内容の正確な把握もせず、放置してきたのが実情であろう。それでは教育機関としての教育使命の半分しか全うしていないのだ。人間性の育成をおざなりにすることによって間接的に犯罪行為に手を貸したことにもなる。これらの不祥事は、被害者の将来を無残に破壊するだけでなく、加害者の学生自身の将来も破滅に追いやる。大学教育では、豊かな人間性と健全な道徳観の育成に向けた訓練も求められるのである。

近年大きな注目を集めたSTAP細胞研究不正がらみで暴露された学位論文不正問題への対応で、早稲田大学は研究者に授与した博士論文を剥奪した。大学は、不正を全て渦中の若い研究者個人の責任に集中、矮小化し、肝心の大学と教授たちの教育・訓練上の責任はうやむやにし、完全に膿を出し切ることなく幕引きを図った。私は、この問題と性暴力犯罪に対する大学が示す、妙に第三者的な対応には共通するものがある、と思う。

人類共通の問題といえる性犯罪は、米国の多くの大学でも結構頻繁に起き、大学当局にとって頭痛の種である。オバマ大統領は、大学における性犯罪や人種問題、同性愛関連問

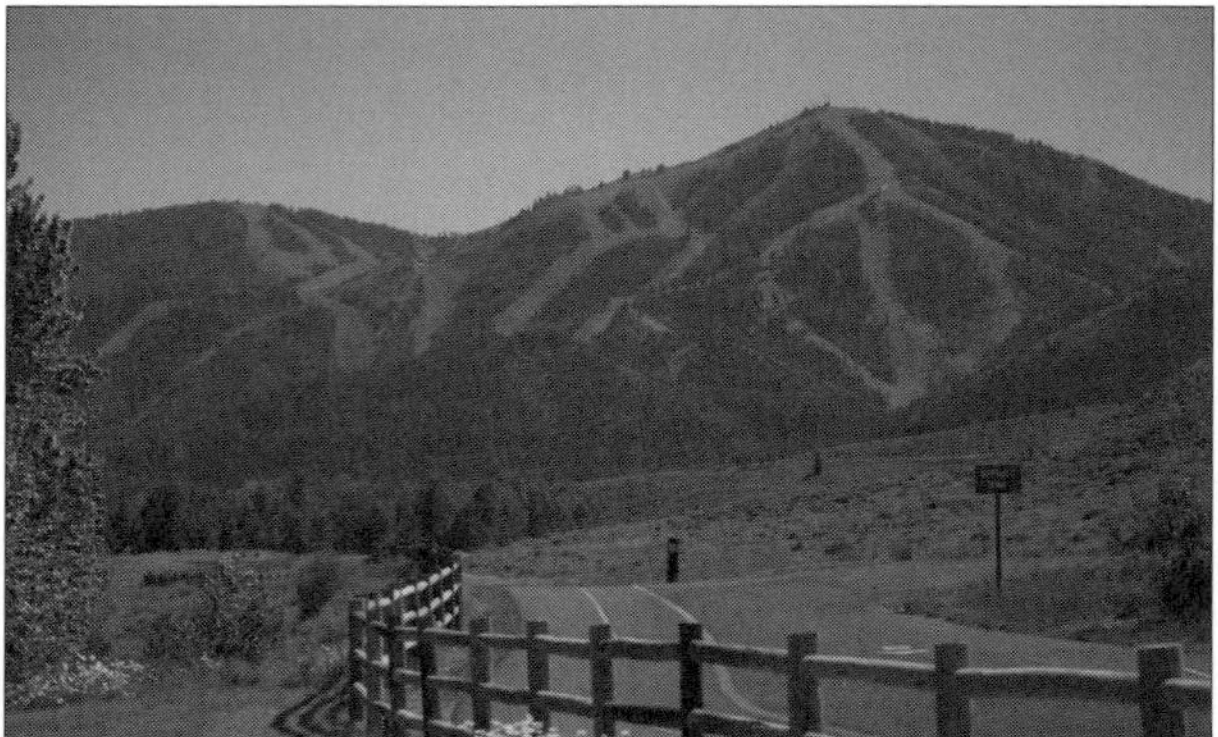

写真36　Sun Valleyの壮大なスキーゲレンデを望む風景。冬は寒く、素晴らしい雪質のスキーが楽しめる。近郊に飛行場もあり、全国から多くのスキーヤーが訪れ、オリンピック選手たちがここでも訓練に励む。

題の予防を目指し、教育省の中に人権擁護局（Office for Civil Rights, OCR）を設置し、大学による管理強化を求め、問題の多い大学名を公表することもしてきた。しかし、連邦政府の強い規制に不満をもつ大学も多く、規制緩和を主張する一部の共和党政治家からも不満が出ていた。トランプ政権は、ＯＣＲを完全に廃棄するか、または予算削減によって骨抜きにする可能性が高い。もしそうなれば、大学による自主的安全規律管理が再び弛緩し、キャンパスでの性犯罪の増加に加え、人種や宗教による差別風潮の新たな台頭を許し、人権擁護運動全般にとって大きな後退となる。それは義務教育過程におけるさまざまな性犯罪の増加にも繋がるであろう。

教育の原点にもどろう

学生はなぜ厳しい入学試験競争を戦い、高い授業料と生活費を払い、何年もの時間をかけて大学で学ぼうとするのか。

大学在学期間を人生の猶予期間と考え、快楽に身を任せて遊び回り愚行を重ね、将来の可能性をどぶ川に捨てるためでは決してない。将来、実社会に出て人生にかける夢を追い、遭遇するであろうさまざまな困難を乗り越え、有意義で幸せな人生を築いていくための健全で頑強な基盤を造るためなのだ。大学が学生たちを受け入れ、授業料を取るということは、彼らを教育・薫陶し、健全な人間性をもつ者に育てる責任を引き受ける、ということではないか。

若い学生諸君には、自分の夢を思いっ切り追って、素晴らしい、幸せな人生を歩んで欲しい、と、心から願うのである。

（2017年1月12日）

6・4 政治と科学研究

米大統領選とロシアによる干渉

米国のトランプ新政権が発足して2カ月になる（2017年3月時点）。今回は、この新政権始動後のフォローアップから始めたい。

トランプ大統領は、2017年2月末に合同議会で初の指針演説を行った。大統領就任演説に比べ、各段によく練られた演説ではあったが、空疎な部分が多いものであった。

トランプ大統領は、娘のイバンカと娘婿クシュナー氏（アドバイザー、行政改革担当）、コーエン（通商補佐官）等のどちらかといえば保守リベラルと、極右といえるバノン氏（主席戦略官、思想家）やプリーバス氏（首席補佐官）等の側近で固められている。議会承認が求められる22名の閣僚人事は、今も2名が議会承認待ちの異常事態にある。重要な最高裁判所判事候補、ゴーサッチ氏の議会承認は難航をきわめた末、多数派である共和党による劇薬的ルール変更（核選択とも呼ばれる）によって承認された。

新政権が抱える最も深刻な問題は、今回の大統領選中に、ロシア政府が情報操作（ハッキング）によりトランプ陣営を有利にする干渉をし、それにトランプ陣営側近たちが共謀していたという疑惑である。英国の元インテリジェンス調査員によるトランプ氏に関する情報の暴露に加え、米国ＦＢＩを含めたインテリジェンス当局による調査で、この一連の疑惑が浮上した。トランプ氏が、選挙戦当時から妙にプーチン大統領を称賛してきた違和感とも符合するものがある。国家安全保障担当補佐官に着任し、短期間で退任したフリン氏だが、まだオバマ大統領政権下にロシアの米国大使と接触していたことに関連して解任された。娘婿のクシュナー氏もロシア側との接触があったという。また、司法長官に任命されたセッション氏も議会承認尋問時に、昨年ロシア大使との接触を秘匿していたことが暴露され、調査対象となった。これらの人たちは疑惑の一部に過ぎず、トランプ氏の選挙マネジャーを務めたマナフォード氏に至っては、もっと深刻な疑惑をもつ。トランプ大統領は、このロシアが関与する疑惑について、ＦＢＩに否定するように要請したが、拒否されている。

この疑惑に関して、ＦＢＩは調査が継続していることを公に認め、議会では共和党議員を含め、特別調査チーム設立を求める意見が出ている。この疑惑は民主主義政治体制に対する近来にない深刻な犯罪であり、もし証明されれば、大統領弾劾にも至る大問題である。また最近、トランプ大統領はＦＯＸニュースをもとに、突然、〝選挙中、オバマ政権がトランプ氏の電話を盗聴していた〟と、人騒がせな主張をしだした。しかし、ＦＢＩを含む情報当局による徹底した調査から、これには何の根拠もない、と否定された。この疑惑は、下院共和党議員、ニューネス氏の不可解な行動から、トランプ陣営の自作自演である、といわれる。

オルタナティブ・ファクト

こんな背景からか、トランプ大統領はＦＢＩを含めたインテリジェンス当局に「情報漏洩」責任の難癖をつけたりして、折り合いが悪く、日々のブリーフィングも滞りがちだという。米国丸の船長が、荒れ狂う海を目隠しで航海しているようなものである。

偏執病的ナルシズムが強いといわれるトランプ大統領は、自分に都合の悪い事実やニュースは、〝フェイク・ニュース〟と、報道機関を悪しざまに非難し、科学的事実や統計データも素直に認めようとしない傾向がある。そして、大統領就任後も軽率なツィートを止めず、国際社会に混乱を引き起こしてきた。典型例が、中国／台湾の関係について従来容認の一国二制度の否定(後に元に戻した)や、イスラエル／パレスチナ関係に関して従来の二国解決論から一国解決容認発言、等である。

彼のやり方は、既成枠組みを改革するために〝計算された揺さぶり戦略〟、と援護する向きもある。それに、昨日（4月6日）、アサド政権が化学兵器を使用したとして、米軍は突如シリア空軍基地をミサイル攻撃した。状況により、トランプ政権は予測のつかない行動を取ることもあるのである。トランプ氏自身に加え、ホワイトハウスの彼のスタッフ

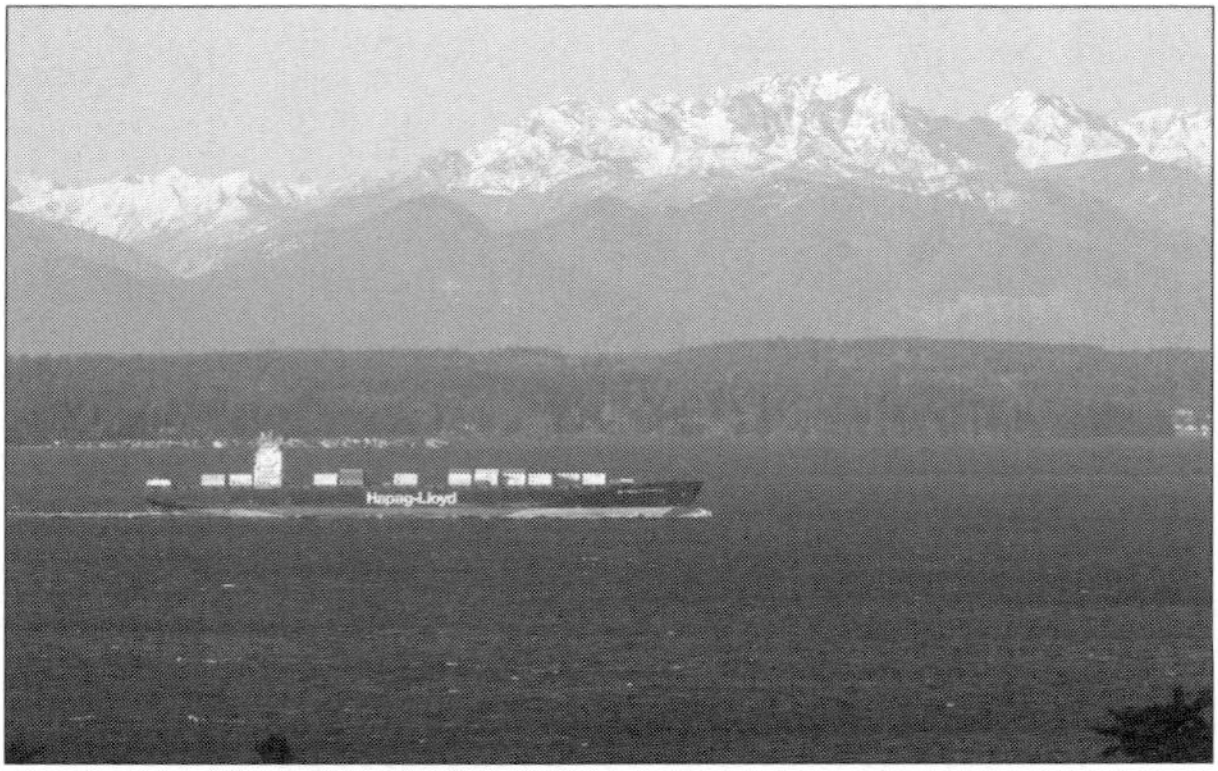

写真37　シアトルの我が家から眺めるピューゼットサウンド（内海）を行く巨大なコンテナ船。シアトル港は、米国の主要貿易港の一つである。最近は景気を反映してか、積荷量の減少が目立つ。

たちにも何かと問題が多い。報道官のスパイサー氏は、大統領就任式参加者数に関して明らかな〝嘘〟を強弁して顰蹙を買い、カウンセラーのコンウエー氏に至っては、その嘘を新迷造語「オルタナティブ・ファクト」（別の真実）と言いくるめようとしたり、公職にある者として最低守るべき倫理を守らない等、その信用は地に落ちている。

真実を伝え、権力を握る政権の説明責任を追及するのは、民主主義社会における公器である主要メディア機関の重要な社会的役目である。だが、トランプ大統領は、政権に批判的なメディア機関は否応なく攻撃し、報道官の記者会見からの排除も厭わない。大統領は、春恒例のホワイトハウス記者会主催夕食会も欠席するという。独裁や全体主義社会とは異なり、民主主義社会では、真実の情報公開と自由選挙の保証は核心的価値であるが、そのことに関するトランプ大統領と側近たちの理解には問題がある。最近、米国の精神医学会所属の医師たち35名は、「大統領職を安全に務めることは不可能だと信じる」と、異例の声明を出した。

新政権の政策

この新政権は「米国（の国益）第一」を掲げ、大減税と大規模な規制緩和、軍備拡張、保護貿易、テロの撲滅と移民流入規制、健康保険制度改革、インフラ投資、等、いくつもの大きな政策を掲げている。だが、どの政策にも瑕疵《かし》や課題があって、実施は思うように進展していない。例えば、ムスリムが多数を占める中東とアフリカの7カ国からの入国を禁止する大統領令は、ワシントン州連邦地方裁判所が違憲判断を下し、差し止められた（三権分立原則に基づく判断）。これを受けて新たに出された新移民禁止大統領令は、対象をイラクを除く6カ国とし、ビザ保持者は除外する等の緩和がなされた

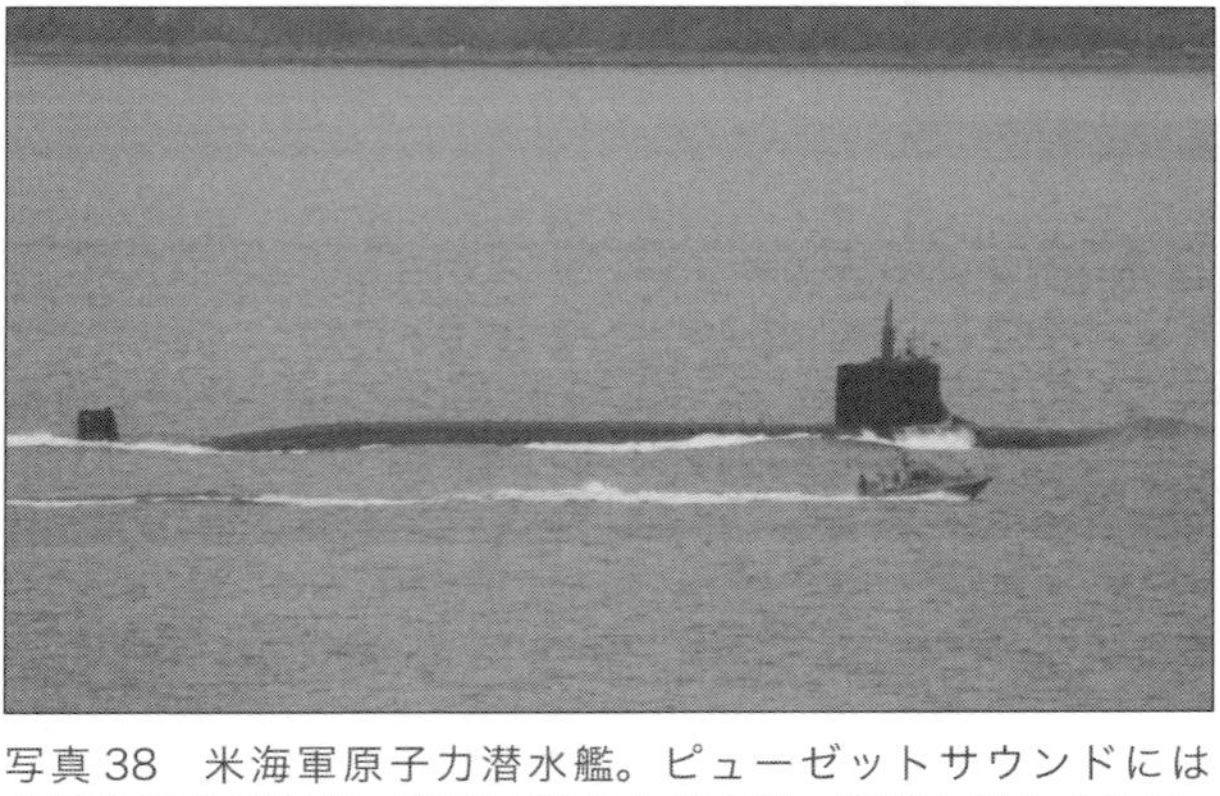

写真38　米海軍原子力潜水艦。ピューゼットサウンドには主要な軍港があり、戦艦や原子力潜水艦、空母も出入りする。国防と安全保障、平和について考えさせられる眺めである。

ものだが、これにも数州がイスラム教差別であると反対し、ハワイとメリーランド州連邦地方裁判所がその一時差し止め仮処分を行った。トランプ大統領は、連邦最高裁判所に提訴しても戦うと主張している。現在、出入国管理はケリー国家安全保障局長官の通達に従い、現行法の厳格な実施が行われているが、現場では既にさまざまな混乱と人道問題が発生している。米国にはメキシコ系を含む一一〇〇万人を超す不法移民がおり、そのうち、軽犯罪を含めた犯罪歴をもつ二〇〇～三〇〇万人が国外退去処分の対象になるという。

ところで、教育／研究と地球環境は、私にとってとくに関心のある分野である。教育省長官に就任したディボス氏は、教育の大幅な規制緩和論者で、公的資金（バウチャー）を投入するチャーター学校設立によって、宗教や信条に基づく多様な義務教育の自由選択を大きく高める政策を推進する。問題は、それに必要な資金は公的教育機関の予算を減じて回される点であり、公的教育機関が担保する教育の質と機会均等や人種や宗教的多様性を受け入れるバランスある教育の荒廃が懸念される。また、営利目的の大学に課された規制を緩和する動きもあり、多くの懸念が挙っている。環境保護局（ＥＰＡ）長官には地球温暖化を疑問視する環境関連規制撤廃論者のプルイット氏、そして、エネルギー庁長官には化石エネルギー産業関連の規制撤廃論者のペリー氏が就いた。オバマ政権がとった地球環境対策政策を撤廃する大統領令も出された。これで、地球環境保全と温暖化対策は大きく後退することになろう。民主党議員に加え、共和党議員10数名が地球温暖化抑制に逆行する政策には強い懸念を表明している。

新政権が最近議会に提出した2018年度国家予算教書によると、EPAやエネルギー庁だけでなく、国務省（とくに対外援助関連）や社会福祉関係、NIHを含めた研究予算等の予算が大幅に削減され、防衛費10％増額等の新政策に振り向けられる。議会の対応が注目される。

さて、トランプ政権発足後3週間の早期に訪米した安倍首相は、新大統領と首脳会談に臨み、日米安全保守条約に基づく日米同盟の確認と強化、尖閣諸島防衛、それに、経済協力の強化と拡大等を明記した共同声明を発表した。これは、核軍備挑発を続ける北朝鮮と内政混乱を極める韓国、それに、新帝国主義を顕にして周辺国への威圧を高めている中国を抱えて緊迫する東アジア環境にある日本にとっては、きわめて重大な外交成果であった。だが、米新政権との具体的交渉はこれからであり、どのような難題が出てくるかは、まだ分からない。

東アジア情勢の中の日本

ところで、戦後70年を経て時代に合わなくなった日本国憲法下での国家安全保障には大きな不安がある。領土野心むき出しの中国は、南シナ海公海に散在するサンゴ礁を人工島化し、急速に軍事基地造成を進めている。この行為に対し、ハーグ国際常設仲介裁判所は、〝明白な国際法違反〟裁定を下したが、中国は完全に無視している。中国の領土拡大野望の矛先は尖閣諸島にも向かっている。そんな中、米新政権は南シナ海における「航行の自由作戦」を再開し、東シナ海での日米合同軍事演習も開始した。一方、北朝鮮はなりふり構わず核武装と弾道ミサイル開発を進め、朴大統領罷免に至る深刻な内政混乱を抱える韓国を揺さぶる。韓国の次期政権は、間違いなく親北・従中（あるいは、親中・従北）に舵を切ると考えられる。この厳しい東アジア情勢にあって、日本政府には、国家主権と国民の生命と財産を守る上で足枷となる今の憲法の速やかな改正と、悪意ある攻撃を断固撃退できる自主防衛力の強化が求められる。

今の日本憲法は、第二次大戦後に占領軍総司令部（GHQ）指導で、日本を完全に弱体化する意図（WGIP）の下に急造されたものである。この憲法の下、戦後70年にわたる徹底的な自虐史観教育の結果、日本の知識人層はもとより多くの国民が仮想平和に浸り、危険極まりない現実から目を背けている。米国から眺める今の日本は、明らかな意図があって国益をないが

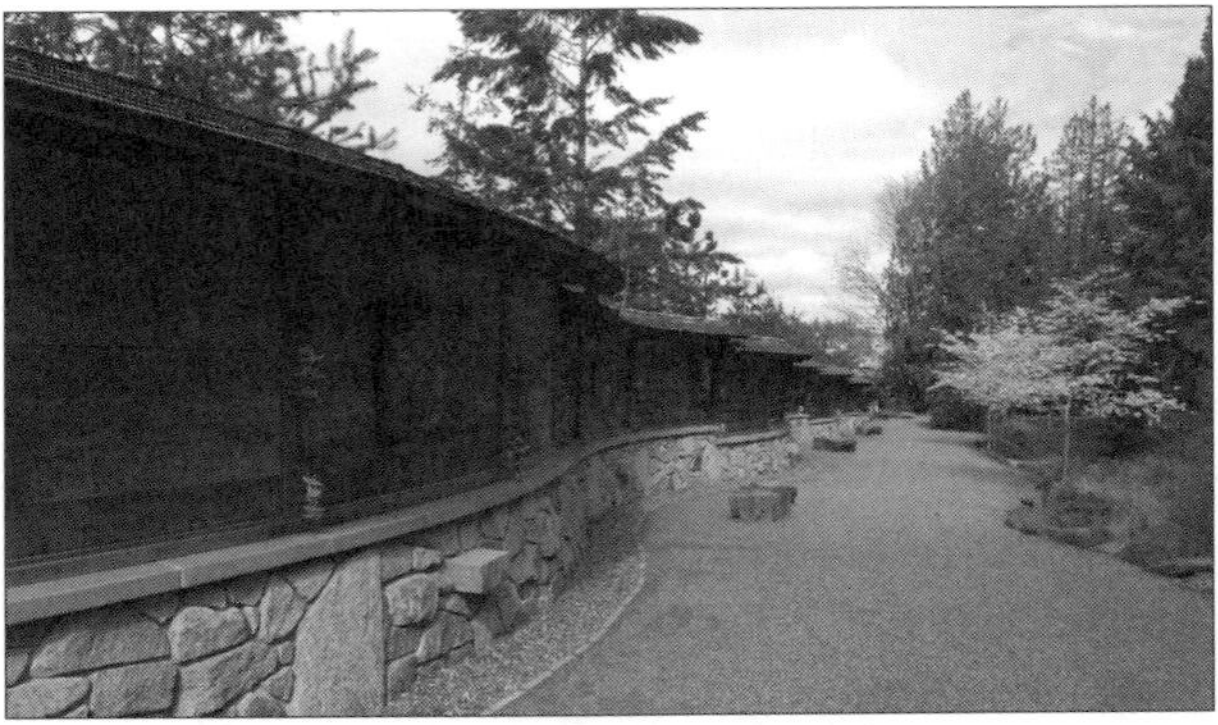

写真39　太平洋大戦中、強制キャンプに移送されたベインブリッジ島在住日本人276名の記念碑。この島はシアトルからフェリーで30分の距離にある。シアトル周辺には、19世紀末頃から移住してきた多くの日本人が住んでいた。

しろにする左翼活動家と政治家たちが闊歩し、無責任な大手メディアに洗脳されて無邪気に仮想平和を信じる市民で満ちているようだ。

この30年ほど、日本は中国と韓国が主張するいわゆる歴史問題に悩まされ続けてきた。従軍慰安婦問題は、もともと1982年に吉田清治なる怪しげな人物が、〝済州島で若い女性たちが日本軍によって強制徴用された〟という作り話に端を発した。それをしっかり検証もせずに朝日新聞が執拗に報道し続けた結果、韓国と中国は、国内統治と日本弱体化のための絶好の反日政策材料として狡猾に利用してきた。90年代初頭の宮沢首相政権の事なかれ主義迎合外交の中で不用意に出された河野官房長官談話とその後の村山首相談話以来、外交上の禍根となって日本を苦しめてきた。

朝日新聞がその深刻な誤報を認めたのは、2014年になってからであった。そして、2015年末に慰安婦問題に関する歴史的日韓合意が成立し、漸く両国の未来志向に基づく関係構築が期待されたのだが、法治を軽んじ、情治に支配される韓国では、この重要な合意は十分には尊重されないまま、今日の大きな政情混迷に飲み込まれ、従北朝鮮民間団体の跳梁を許す事態に至っている。また、1980年代、朝日新聞の本田勝一記者が中国人の誇張した作り話を鵜のみにして広めた「南京大虐殺」も、中国の反日政策に執拗に利用されて今日に至っている。これらに共通する点は、人道者を気取る日本人偽善者たちによる馬鹿げたオウンゴールが火を付け、それをメディアが煽って国益を著しく損なう大火に仕立て上げる、という流れである。最近になって漸く日本政府は歴史認識問題に関する正当な国際的主張を発信するようになった。遅きに失するが、大いに歓迎される。

軍事研究はしないことの是非

それにしても、日本はおかしな国である。近年、防衛省が一般大学における基礎研究に予算（今年度は総額120億円程度）の提供を開始したが、過去に「軍事研究はしない」宣言をした日本学術会議が最近開いたたシンポジウムで、改めて大多数の大学関係者や知識人が軍事研究反対の声を上げた。また、共同通信の調査では、全国95の国公私大学の4割が改めて軍事研究に反対を表明している。これは、今も多くの大学人が仮想ユートピア世界観に浸り、〝何でも戦争アレルギー〟(自虐史観)に取りつかれていることを示している。

誰も戦争を望むものではない。しかし、今日の緊迫した国際環境にあって、平和憲法を掲げ、仮想平和論念仏を唱えておれば国の安全保障と主権、国民の生命と財産は守られる、と信じるのは、現実を直視しない、あまりにも危険で無責任な世界観に基づくものである。日本憲法の前文にいう、「(日本国民は)平和を愛する諸国民の公正と審議に信頼して、われらの安全と生存を保持しようと決意した」は、仮想ユートピア世界でしか通じないものだ。第二次大戦後の日本の平和は、日米安全保障条約に基づく強力な米軍の存在による抑

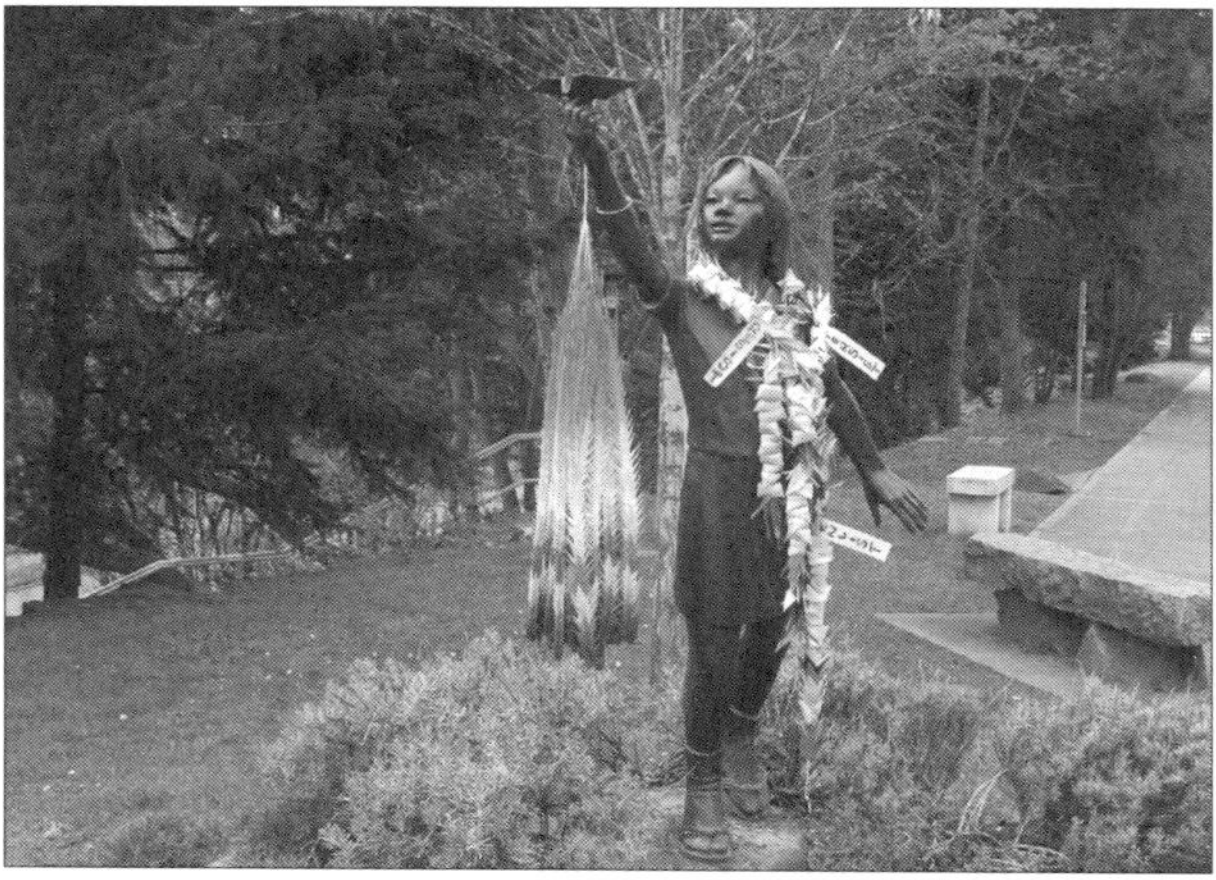

写真 40　シアトル平和記念公園と Sadako（佐々木禎子）像。この公園は、1990 年、実践平和主義者であったフロイド・シュモウ博士に贈られた広島平和賞報奨金を基に建設された。Sadako は、広島で被爆し、白血病を発病して 12 歳で他界したが、生存中、千羽鶴を折り続けた。

止力によって保たれてきたものである。

独自の兵器開発に貢献する可能性があれば、たとえ基礎研究であってもわが国の大学ではやるべきでなく、必要な先端兵器は、巨大なコスト（血税）をかけてでも米国や他の国から購入すればよい、自らの手は汚さない、という考えは、平和論者ぶった偽善者の矛盾だらけの考えである。

他国から購入しようが、自国で基礎研究から開発しようが、兵器は兵器であり、国の主権が脅かされる事態に臨めば、自衛隊は使用するのである。それに、自然の摂理を解明する基礎科学研究から得られる知識は、ＧＰＳ開発等の多くの例からも明らかなように、兵器応用と民生（平和）利用の区別なく用いられる。これは、他のどんな分野でもいえることである。

なお、当然の話だが、防衛省予算を用いての通常の大学における研究は、直接兵器応用技術の開発に関わるべきではなく、基礎研究に限定されるべきである。大学は、自ら定める研究予算申請手続きの中で研究者からの申請内容をチェックし、兵器応用技術開発ではないことを確認して承認すれば良いのである。大学や学術会議が、単に防衛省からの研究予算だからという理由で、全面的に基礎研究までも禁止するのは、いまだに自虐史観に取りつかれた偽善的平和論者の矛盾した考えである。

（2017年4月14日）

トランプ政権の成立とその後

トランプ氏が第45代米国大統領に就任してから早くも1年11カ月ほどが過ぎ、先月、政権の信任を問う中間選挙（連邦議会議員や州知事の選出）が実施された。与党の共和党は上院の多数派を守り、民主党が下院で多数派を奪取する結果となった。今回の選挙では、上院議員の一部（100名中の35名）と全下院議員（436名）、そして50州の中、36州の知事についての信任が問われた。間接選挙の大統領選挙とは異なり、各州における投票の結果が直接反映されるものであった。これまで上院・下院両院で共和党が多数派を占め、上院の選挙対象議員数は共和党に有利だったことを考えると、この結果は、トランプ政権への不満が大きくなっていることを示している。この上院と下院議会のねじれ状態は、トランプ大統領による内政運営がより厳しい状況に置かれることを示している。米国では、外交は主に上院が担当し、内政は下院が担当するからである。

２０１６年の大統領選挙で、トランプ氏は、支持母体である富裕層に加え、社会に取り残されたと不満を感じていた中西部製造業地帯の白人労働者（alternative right）と原理主義キリスト教の福音派信者などからの強力な支持に加え、疑惑のロシアによる選挙干渉による効果もあってか、本命とみられていた民主党候補のヒラリー・クリントン氏を抑えて勝利をものにした。この２０１６年の米国大統領選挙におけるロシア干渉疑惑に関して、ムラー特別検察官による審査が大詰めに近づいている。トランプ氏の初期選挙対策本部長だったマナフォート氏と個人弁護人だったコーエン弁護士はいずれもさまざまな疑惑関与で検挙されて審査されてきたが、今までの偽証を認めた上で、トランプ氏がロシアによる選挙干渉を知っていたこと、また、トランプ氏にはロシアでの大きな不動産取引の動きがあったこと等、大統領に不利な証言をしている。結局、コーエン氏には3年の禁固判決が下された。これを皮切りに他の関係者にも次々に判決が下されるであろう。ロシア疑惑審査の最終展開によってはトランプ大統領の重大な責任が問われ、大統領辞任にまで追い込まれる可能性がある。

トランプ大統領は、大統領になるまでは不動産ビジネスマンとして、また、テレビショーの司会者としての経歴はもつが、政治家としての経験はなかった。彼は強烈なナルシズムの持ち主で、女性とのスキャンダルに事欠かない過去をもち、大統領に就任してからは、社会分断を煽るような下品で激烈な発言や憲法の理解不足や事実誤認、科学を信用しない発言が多く、米国大統領としての資質に欠ける、と厳しく批判されてきた。この大統領の政権下の2年間、米国社会では共和党の右派と民主党リベラル左派との対立や人種間対立、それに、女性人権問題の先鋭化が進み、融和はもう不可能ではないか、と思われるほどに社会の分断が進んでしまった。これは、米国だけでなく、世界にとっても不幸なことである。

トランプ政権の初期主要閣僚は、ほとんどが超裕福層に属し、政治経験のない人たちが指名された。そして、この政権はまだ第一期目の約半分（2年）しか終えていない段階であるのに、閣僚を含めた上級スタッフ65名の辞任率は異常に高く、既に、歴代大統領の第一期（4年間）終了時のそれとほぼ同じレベルに達している。主要閣僚中、当初から在職しているのは、今では防衛長官のマティス氏やそれに教育長官のティボス氏など、ごくわずかであるが、そのマティス長官も大統領との意見の違いにより、本年末で辞任することになった。中間選挙の翌日には、自分の意にそわないと司法長官のセッション氏も解任した。そして、代理長官に指名されたウイッタカー氏の能力と適性、合法性について大きな議論を呼んだ。結局、長官の後釜候補には、非常に右寄りのバー氏を指名したが、配下の司法省からさえも大きな批判が出ている状態である。また、この政権の要であり、初期人事の混乱を統率すべく、期待を背負って1年半前に就任したケリー首席補佐官（二人目）も、大統領と意見が合わないという理由で今年いっぱいで解任されることになった。二人目となる新国連大使には、元ＦＯＸニュースステレビ司会者のナウアート氏を指名した。現在、この政権中枢には、極右的思考の国務長官ポンペイオ氏や筆頭補佐官ライトハイザー氏などで固められている。そして最近、トランプ大統領に近い思想をもつカバナー氏が終身最高裁判事に選ばれた。これからの最高裁判所の判断は大きく右寄りになるであろう。

このようなトランプ政権の主要ポストの頻繁な交替は、この政権が考える次の大きな政策実施に向けた人材刷新とも考えられるが、それよりトランプ大統領のきわめて独断的な性格のために政権内に生じている混乱状態を反映しているとみられる。この状態は、国の安定した内政と外交にとっては実に忌々《ゆゆ》しき問題であり、加えて優秀な人材の払底さえも心配されるところである。

トランプ政権の政策

トランプ大統領は、米国社会はグローバル化した国際社会の中であまりに不当な負担を負い過ぎていると主張し、「アメリカ第一」の保護主義的政策を推し進め、就任以来、多くの大統領令を発してきた。民主党のオバマ前大統領時代の政策の中断や変更に関するものが多く含まれる。主なものとしてはＴＰＰ協議からの離脱や地球温暖化問題に対処する国際的枠組みであるパリ協定からの離脱と化石エネルギー資源開発規制の緩和、核兵器開発禁止に関するイラン合意からの離脱等である。健康保険制度改革はいまだ道半ばである。移民政策の抜本的改革がままならない中、今まさに中南米からメキシコを縦断して数千人規模の移民希望者が米国の国境に到達して、緊張が高まっている。これはトランプ政権を揺さぶるための政治的陰謀だという噂もあるが、トランプ大統領は治安維持のために軍隊を出動させ、一万名近い兵士が国境沿いに展開するという事態に至っている。メキシコとの国境に壁を作るという大統領の政策は、賛否両論が渦巻く中、予算の目途が立たず頓挫したままだ。不法移民問題は、複雑な国際政治と人権問題が関わるものであり、抜本的な解決策はいまだみえない。

ところで、教育関連では、ディボス長官の下に、オバマ政権時代の政策から一転して、義務教育学校の選択拡大（利益目的学校の拡大）やキャンパスにおける性犯罪への取り組み緩和、教育ローン救済のひきしめ、などを実施してきたが、今回の中間選挙で、下院が民主党多数の支配下に置かれることになり、来年（２０１９年）からはこのような教育政策の実施は困難になるであろう。

今年（２０１８年）、トランプ大統領は法人税と個人所得税の大型減税を行った。これにより、２００８年のサブプライムローンに起因する金融恐慌からオバマ前政権後期には既に脱し始め、恢復の波に乗っていた米国経済の景気は一層押し上げられて近年の好況に至った。もっとも、米国経済は、不況と好況をほぼ10年のサイクルで繰り返してきており、今の好況はもうすぐ終焉する、との予測がある。それでも、２年後の大統領選挙での再選を視野に入れて、トランプ大統領は、中間選挙の直前に中間層を優遇する新たな減税策の導入に言及した。

対中国政策

トランプ大統領政権による政策は、共和党の中でもきわめて右寄りであり、プロビジネスである。それらの全てが私の考えに合わない、という訳ではない。例えば、この大統領政権が現在進めている巨額な貿易赤字是正に向けた政策の中でも強硬な対中政策は、私が大いに支持する数少ない政策の一つである。中国は90年代からの四半世紀の間に国力を驚異的に増強し、大いに自信を深めてきた。その結果、習近平主席が2049年までに米国に代わって世界の経済と軍事、及び、政治の覇権を握る意図を明確にして、その目標に向かって強引に政策を押し進めてきた。それは、一帯一路（中国の利益を見据えた開発途上国への無理なインフラ開発支援）や中国製造2025（2025年までに先端産業技術の世界覇権掌握）、米国凌駕を視野に圧倒的軍事力強化（南シナ海のサンゴ礁の無法な埋め立てと軍事基地化、日本固有領土の尖閣諸島への野心）、開発途上国を借金漬けにして半永久的な土地の租借を得る等々、の政策として具体化されてきた。中国による傲慢で傍若無人、小国を踏みつけにする外交は、まさに新帝国主義路線と呼ばれるものである。

このような状況下、トランプ政権は、中国による知財権侵害や強制的技術移転、産業スパイ活動、米国社会の世論操作工作への対抗策を本格化してきた。これらの対中政策は、遅くともオバマ大統領前民主党政権時代には取られておくべきものであった。しかし、オバマ政権は、〝中国は、経済的に豊かになれば自然に民主化する〟という、いわゆる「戦略的忍耐」と呼ばれる寛容で、優柔不断な政策に逃避したのだった。その間、時間稼ぎをした中国共産党政府は、全てのリソースを独裁政権基盤強化につぎ込み、上記の世界覇権野心の達成に向けて全力を挙げてきたのである。中国に寛容であった民主党政権の責任はきわめて大きいものがある。

今年（2018年）、トランプ大統領政権は、中国からの輸入品の約半分に対して関税の上乗せをする政策を開始した。一方の中国もそれに対抗し、米国からの輸入品目に対する関税の上乗せをしてきた。今の米国通商代表は強硬派で知られるライトハイザー氏であり、米国の中国に対する政策は、〝戦略的協力から戦略的対抗〟、に変わったのである。このような米国の政策は、型破りなトランプ大統領政権下でなければ実現できなかったものであろう。注目すべきは、中国に対するこの強硬政策は、米国の議会において結構超党派的支持がある点である。

また、最近起きた出来事でとくに重要なものは、ペンス副大統領が演説の中で、中国に対する米国政府の対応は、単に経済問題から出てくるのではなく、自由と民主主義の価値観（つまりイデオロギー）に基づくものである、と明言したことである。これは、オバマ前政権が表立っての批判を避けていた中国における人権抑圧問題、とくにウイグル自治区における近年の目に余る人権抑圧やチベット自治区での人権抑圧に公に言及したものであり、米中間冷戦が本格化する可能性を示唆するものでもある。

このような中で、最近アルゼンチンで開催されたG20サミット会議で、トランプ大統領と習近平主席は、貿易戦争の3カ月冷却期間で合意することとなり、中国は米国からの輸入を1・2億ドル分増やす、と、一見両国の融和の始まりか、と思わせる展開があった。しかし、米国が強く問題視する強制的な技術移転や知財盗用に関しては、中国政府はまだ何の政策変更も見せていない。また、近々には中国の通信企業ハーウエイをめぐる新たな外交問題事案が発生しており、もう米中冷戦と呼べる段階に突入したのではないか、と危惧される状況にある。このような中、トランプ大統領は厳しい外交に取り組むことになるのだが、彼はビジネス感覚の損得勘定に基づく変り身の速さもあり、結構安易な妥協に解決を求める可能性もある。実際、トランプ大統領の対中国強硬論アドバイザー、ナバロ氏が閑職におかれたとの報告もある。状況は非常に流動的である。

世界と日本への影響

グローバリズム（多国間主義）を忌避し、自国第一主義（ナショナリズム）を唱え、各国の利権に翻弄される国連などの国際機関を軽視する言動をとるトランプ大統領が、この2年間で世界に与えた衝撃と影響はきわめて大きいものがある。それは、貧富の格差による社会分断が進む中、とくにEU内や南米の国々において、グローバリズムに反旗を掲げ、移民を拒否する等、極右色の強いナショナリズム政党が台頭する大津波を引き起こした。

一方、日本に関してはどうであろうか。今の日本は、核兵器開発途上の北朝鮮と、顕著に親北朝鮮の文（ムン）大統領政権の下、国全体が異常な反日感情に取り付かれ、国家間の約束でも国民の情緒次第で簡単に放棄するという、法治国家としての未来志向統治を見失った韓国、新帝国主義的本質を剥き出しにしている中国、そして、日本とは北方領土問題を抱えるロシア、と、実に厄介な近隣諸国に囲まれた地政学的環境にある。そして、韓国に対しては、日本はもはや〝戦略的放置〟を取る他に手がなく、国交断絶さえも視野に入れざるを得ないか、という論議が台頭するほどの状況に至っている。

トランプ大統領は、中間選挙の翌日、貿易赤字を抱える日本とも来年2019年から早々に新しく貿易交渉を開始する、と公言した。米国は、緊密な同盟国だからといって日本との貿易交渉において手加減をし、特別に譲歩をする、といったことはせず、厳しい姿勢で臨んでくるとみられる。また、米国と中国が今の熾烈な貿易戦争を続け、冷戦状態寸前の状況に立ち至っている中、日本が価値観と戦略的政策が全く異なる中国に経済的にあまり接近し過ぎると、結局、政治的に米中の二大国の狭間で身動きが取れない状況に陥る恐れがある、と危惧されている。これが、日本が置かれている非情な国際政治の現実である。日本政府には、しっかりした長期戦略に立って、賢く、慎重だが、断固たる対応が求められる。

この厳しい国際環境にあって、日本は、まず最も緊密な同盟国である米国との絆を一層確固なものにする必要がある。さらに、自由・民主主義の価値観を共有する多くの国々との連携をより強固にすることが求められる。そして、産業・経済の基盤をもっと強靭にする努力をする一方、いつまでも防衛・安全保障を米国に依存し続けることは不可であることを理解し、独立国家としての安全と平和を自ら守る上での当然の権利である国防力の強化・充実を行う必要がある。そのためには、一日も早く論議を尽くして憲法改正を行い、自衛隊に憲法上の正当な立場を与えなければならない。激動する現実の国際環境の中にあって、国の平和と安全は自から守る強い気概を持ち、現実に求められる行動をしっかり実践して行く覚悟が求められるのである。

（2018年12月）

第7章　高校生諸君へ——夢を追う

はじめに

皆さん、こんにちは。

ただ今ご紹介にあずかりました倉地幸徳です。

今年、朝倉市は未曽有の、酷い水害と山崩れに見舞われました。皆さんの中にも、ご家族や親戚、近隣の方々が被災された人がいらっしゃるのではないかと思います。被災された方々とご家族には、心からお見舞いを申し上げます。

シアトルにいて今回の災害の様子を国際ＴＶのニュースで知った時、私の故郷である朝倉地区は豊かな自然と比較的穏やかな気候で知られ、過去にこれほど酷い自然災害に遭った記憶が私にはなかったので大変驚きました。これも地球温暖化による異常気象のせいかも知れません。今回の災害に当たり、私どもが米国からできることは義援金を送るくらいで、大変もどかしい思いをしました。一日も早い復旧と復興を願うばかりです。


さて、私は70歳の時に退職して、現在は米国のシアトルに住んでいます。私が朝倉高校（朝高）を卒業したのは１９６０年、57年前のことです。退職してからこの数年、妻と共に自然に惹かれて南米やマダガスカル、南極、北極圏、ガラパゴス等に旅行して、とくに地球温暖化や環境変化について多くを学んできました。今年の夏には、アドリア海の帆船旅行に出かけ、美しいダルマシアン海岸を満喫しながら、バルカン半島の古代から現代に至るまでの壮烈な歴史を学んできました。私は日本にも毎年、春と秋に戻ってきます。秋には、福岡まで足を延ばし、一年間溜まった雑用を片付け、実家のある上秋月（日向石）にも寄ります。そして、今はすっかり年老いた兄弟たちと共に近くの温泉でゆっくり一晩を過ごすのが楽しみの一つになっています。

それに、朝倉高校の前々校長の友野先生に依頼されてからですから、もう数年になりますが、毎年こうして母校に寄り、皆さんに話をする機会をもってきました。何故こんなことをするかといいますと、後輩の皆さんが一回限りの貴重な人生を、可能な限り豊かで面白く素晴らしいものにして欲しいと願い、エールを送るためです。

皆さんに望みたいこと

私には、皆さんに是非とも理解しておいて欲しい、と思うことがあります。それは、「若い皆さん一人一人には間違いなく無限の可能性と、それを実現する潜在能力が備わっており、自ら想う人生の脚本を思いっきり描ける段階にある」ということです。

現実の人生には、さまざまな困難や制約があるため、潜在能力を十分引き出せず、不本意な一生に終わる人も少なくないでしょう。そこで重要なのは、自分は将来、一体どのような人生を送りたいのか、どんな仕事に就き、どんな夢／目標を達成したいのか、しっかり考えることです。学校での勉学は、自分の夢を実現して行く上で必要な基礎知識や技能を学び、訓練し、基盤を作るためであり、健康で強い体を造ることと共に、決して疎かにしてはならないものです。

ところで、私は、人生には自分ではどうしようもない「運」の力が働いている、と信じる運命論者です。運には大きく分けて2種類があると思います。一つは、生まれる国や場所、両親を選べないなど、自分の意志では全くどうしようもない「運」です。それには、生まれつき（先天的／遺伝的）恵まれた知的能力や肉体的能力、裕福で幸せな家庭、など、「幸運」と呼ぶべきものと、その逆に、知的能力や肉体的能力に恵まれず、能力を十分に発揮できない困難な家庭環境、等、「不運」と呼ぶべきものがあるでしょう。もう一つの運は、どんな環境で生まれ育っても、自分の将来の夢や目的をしっかりもち、その達成に向けてポジティブ思考を実践して困難を克服し、呼び込んでいく「運」です。これは、恵まれない運命の下で始まった人生であっても、それを幸運あるものに変えていく力にもなるものです。

行動遺伝学者の中には、人のもつ能力・才能は相当な部分が生まれつき形質として決まっていて、それを後天的努力で変えて行くためには大変大きな努力が必要になり、結局は徒労に終わる、という人がいます。確かに、達成したい夢はあっても、その実現に必要な体力的、知的能力が生まれつきに制約を受けている場合は多いと思います。プロの運動選手として成功するには、その運動に適した頑健な体に生まれつかなければ、最初から不利になります。しかし、もし生まれつき体格が多少劣っていても、自分の夢を高くもち、人一倍の努力によりその夢を実現して行く人も多くいます。生まれつき抜群の記憶力をもつ人は、試験勉強もとくに負担には感じないでしょう。しかし、多少劣った記憶力をもつ人でも、人一倍の努力によって抜群の学業成績を上げることは可能だし、その努力は決して無駄なことではありません。

もし、人生の醍醐味は何か、と問われれば、自分独自の面白く、豊かで楽しい生き方の創造、と私は答えます。

何が人生を豊かで面白いものにするのか

将来の夢を大きく思い描き、実現していける若さをもつ皆さんが、自分に最もふさわしい、面白くて豊かな人生を創造して行く上で必要な基本的要素があるとしたら、一体何なのでしょうか。既に多くの先人たちによってさまざまな表現で指摘されてきたものですが、私は次のようにまとめられる、と思います。

まず、自分の将来はどうありたいのか、夢や志（dream）をしっかり考えてもつことが大事です。そして、その成就に向け挑戦をしていく情熱（passion）を静かに燃やし、どんなに苦しくてもやり抜く忍耐力(perseverance)と気概(grit)を忘れず、前向き(positive)思考を鍛え、実践することです。また、人間は社会の中でしか生きて行けません。そのため、これらの基本的要素に加え、人を裏切らない誠実さ（sincerity）や他の人たちを思いやる気持ち（empathy）などをもつこともまた重要になります。

高校時代までの成長過程は、将来、面白く豊かな人生を形成して行くための土台となるものです。学校での学習は、将来の人生の中で遭遇するであろうさまざまな問題を解決し、困難を乗り越えて行くために必要な基本的知識や技能の習得、訓練なのです。ですから、もし目の前の楽なことばかりにかまけて日々を無為に過ごせば、後になって大変悔いることになるでしょう。現実の世界では、思うようには物事が運ばず、失敗することはよく起きます。ですが、失敗してもめげず、失敗から学び、次の目標達成に力強く立ち向かうポジティブ思考の訓練ができていれば、大抵の困難や問題は乗り越えて行けるでしょう。

若い時に将来に向けて育んださまざまな夢や希望が、年齢を重ね、経験を積んでいくに従い、価値観も現実的に変化し、夢や目的が変っていくかも知れません。それはまた自然なことで、夢の実現に向けた道程は必ずしも平らで一本道ではないのです。

さて、昨年も、ここで生徒の皆さんに今日と同じような話を致しました。その時、いくつもの興味深い質問が出されました。その中に、「自分はある大学に入学したいのだけど、どうしたら良いでしょうか」という実に単純明快な質問がありました。この質問は、何か即効性のある"How to"の答えを期待しているのだな、と直感した私は、ちょっと返事に困った記憶があります。"How to"対策が効果的なのは、目標がきわめて限定されている場合であり、特効薬にはなりません。ただ大学に受かりたい、というのではなく、自分は将来の人生でどんな夢を実現していきたいのか、をしっかり考え、上述した基本的要素に従って普段から希望の大学入試に備えてきていたら、この質問にある心配は最小限にできたはずです。

この質問とも関連しますが、私は中学から高校の頃、どうして自分はこうも暗記力が悪いんだろう、と、よく思ったものでした。とくに記憶力が求められる英語や国語、社会等の学科は苦手でした。しかし、もし当時の勉強が、〝試験勉強のための勉強〟ではなく、将来に向けた何か具体的な夢があってその実現を意識しての勉強、であったなら、状況は大きく違っていたのではないか、と思います。後に、米国の大学で研究と学生の教育に没頭するようになってから、私は研究分野の膨大な量の論文や資料を片っ端から読みまくり、学会に行っては先端知識を貪欲に吸収し、加えて、毎週3回の大学院講義の準備のためにも膨大な最新情報を読み、頭に叩き込んでいました。その頃は、自分でも面白いほどに情報・知識を吸収、記憶し、頭の中で論理的に整理ができていて、必要に応じて有効に取り出すことができました。これは、強い興味のある具体的目標があれば、驚くほど効果的に学習できるし、限りなく新情報や知識を吸収し、理解ができるものであることを示しているのだと思います。

私の教育過程について

ではここで私の経歴についてお話しましょう。

数年前に朝高の前々校長の友野先生の時に小冊子「志」が編集され、私も含めた10数名のOBが寄稿しました。機会がありましたら是非読んでみて下さい。

私は1941年、山々に囲まれた上秋月盆地に生まれ、上秋月小学校、続いて秋月中学校に通い、朝高に進学、1960年に卒業いたしました。朝高時代には飛行機のパイロットになるのが夢でしたが、実際に航空大学校や自衛隊の航空学校への入学志願書を取り寄せたら、何と、私の身長は規定された最低身長より2・5センチほど低く、私の最初の夢は早々に頓挫したのでした。クラス担任の先生からは、「ならば、大学で工学部機械科に進学せよ」と助言をいただきました。どうやら飛行機のエンジン開発関係の仕事を目指せ、ということのようでした。

そこで、九州大学工学部の機械科に進学することを目指すことにしました。ところが、当時の日本は既に高度産業成長の初期段階にあり、工業発展の中心となる機械工学は、医学部を含めたどの他の分野よりも厳しい競争がある入学難関部門でした。結局、私はこの受験に失敗し、人生最初で最大の苦難といえる浪人を経験する羽目になりました。実家は都会から遠く離れた山間にある田舎の小農で、経済的余裕はなく、塾通いをして次に備えることは到底無理でした。結局、朝高で時おり開かれていた受験補習を受けるのが関の山で、農作業を手伝いながら、ひたすら自習による受験勉強をする他に方法はありませんでした。しかし、人生の面白いところは、この頃の苦しい経験から身に沁みてわかったこと、つまり、「人生には大変ひどいことも起きるが、前向きに乗り越える他はない」は、その後の私の人生観の土台をより強固なものにしてくれた、と思います。

次の年、再び私は九大工学部機械科を受験しましたが、またもや失敗しました。ただ、幸いなことに第二志望の農学部には合格していました。既に私は日本育英会奨学金の受給を確保しており、それに再度の浪人は到底無理なので、この分野に進学することにしました。私が最も望んだ選択肢ではなかったので、将来一体どうなるのか不安でした。しかし、学部の4年生になり、卒業論文作成のために生物化学研究室（当時は講座と呼んだ）に入って研究訓練を受けるようになって、私の考えは次第に変っていきました。生物化学の分野は、動物や植物がどのような仕組み（メカニズム）で生命機能を発揮しているのか、を解明する自然科学研究分野の一つです。私は次第にこの研究分野に強い興味を覚えるようになり、初めて自分がやりたいことに出会った気持ちになったのです。卒業時期が近づき、就職など将来方向の選択をしなければならなくなったのですが、私にはもう就職して実社会に出るという考えは、すっかり失くなっていて、躊躇なく大学院修士課程に進学していきました。2年後には博士課程に進み、1970年春にはその過程も修了し、学位（博士号）を取得しました。

研究者への道

大学院博士課程を修了した年の秋、私は縁あって米国のシアトルにあるワシントン大学の医学校（日本の大学の医学部に当たるが、大学院レベルであり組織的にかなり異なる）の生物化学科（Department of Biochemistry）に研究研修生（ポストドクトラルフェロー）として留学していきました。当時のワシントン大学には今日と違い、日本からかなりの数の学部／大学院学生たちが勉強にきていました。また、私のような若手研究者も相当数研修にきていました。日本の若手研究者のほとんどは、2～3年くらい、稀に10年ほどの滞在の後には日本に帰り、大学に職を得たり、会社に就職していきましたが、米国にずっと居つく人はごく稀でした。

私がワシントン大学にきてから半年たった頃、所属していた研究室の教授が末期大腸がんを患っているという衝撃的なことが分かりました。そして、治療の甲斐もなく、教授はその半年後にはあっけなく他界してしまいました。彼は、当時米国社会の中で私が唯一頼りにできる人物だったので、私は一体これからどうしたら良いものか、と頭を抱えてしまいました。研究室の他の若い人たちは、蜘蛛の子を散らすように去って行き、私だけがとり残されました。しかし、幸いなことに、所属した生物化学科の計らいで、研究予算が残っている半年間、私は居残れることになりました。この猶予期間、当時取り組んでいた研究課題の実験を終了させ、論文も書き上げて、科学ジャーナルに投稿しました。そして、共同研究の中で少し学び始めていたエックス線結晶解析学と呼ばれる複雑な生体物質の高次構造解析法をマスターしようと、別の学科、Department of Bilogical Structure（解剖学科）にある研究室に移籍しました。私にはこの先端科学を必死で学び、研究訓練と並行して、実際に研究課題に取り組みました。

人生の実に面白いところは、米国生活経験わずか一年余りで直面した大難局に当たり、私は、〝よし、こうなればこの米国で自分の人生を自分の力でゼロから切り拓いて行ってみよう〟、と、とんでもない決心をしたことでした。色々なしがらみに満ちた日本社会ではなく、米国社会に自分の将来を賭けたのでした。どうしてあんな大それた決心を当時したのか、と今でも時折振り返り不思議に思います。

まだ若かった私は、日常の生活とスキーやＳＣＵＢＡダイビング、ゴルフにセスナ機操縦訓練など、スポーツを大いに楽しみながら、研究に打ち込みました。１９７５年に再び生物化学科に戻り、今度は血液凝固系の研究に取り組むことになりました。この研究がそれ以降の私のライフワーク研究の中にさまざまな形で居続けることになるとは、当時にあっては思いも及びませんでした。

１９７７年、厳しい競争に打ち勝って、私は米国政府（National Institutes of Health, NIH, 米国国立衛生研究所）の若手研究者登竜門に当たる賞（Research Career development Award）を獲得する幸運に恵まれることになりました。この賞の獲得とＮＩＨによる支援は、それからの私の研究人生の展開に大きな意味をもつことになりました。

70年代に、遺伝子（ＤＮＡ）の研究の手法が開発され、80年代に入ると分子遺伝学や分子生物学と呼ばれる新研究分野が、まるで怒涛の様に迫ってきていました。研究者にとってはまさにワクワクする時代の到来でした。私もじっとしておれない衝動を覚え、とにかくこの新分野に飛び込んで行き、新しく、慣れない研究方法を夢中で習得しながら、研究に没頭しました。そして、大変幸運なことに、この中から、私は次々と研究プロジェクトを成功させて行くことができたのでした。

1983年の秋からサバティカル・リーブ（米国大学の制度で、7年に一度、半年から1年の自己研修休暇が取れる）を取ってハーバード大学（医）に滞在しましたが、引き続き要請されてワシントン大学とハーバード大学の兼任職に就き、3年間毎月、ボストンとシアトルの間を往復する多忙な生活を送りました。

このような状況の1980年の半ば頃には、私は大学や企業からいくつもの移籍の誘いを受けるようになっていました。キャリアアップを考慮して、私はミシガン大学（医学部、人類遺伝学科）に移籍することに決め、1986年に一家でアンアーバーの街に引っ越し、まもなく教授にも昇進していきました。ミシガン大学は、5万人ほどの学生を擁し、米国の多くの州立大学（日本の国立大学に当たる）を代表する総合大学で、今も素晴らしい研究と教育環境を誇っています。この大学で、私は研究と大学院学生の教育、それに政府や財団の仕事を目一杯抱えて、以前に輪をかけて多忙な毎日を送ることになりました。それに、人類遺伝学科の大学院入試部長（学生部長の責務を併任する重責）も務め、ハーバード大学などの著名大学と優秀な学生の獲得競争を繰り広げる一方、学科の全学生の面倒もみる責任もあって、目の回る忙しさでしたが、大変充実した毎日でした。

米国大学の医学校は、大学院（graduate school）レベルで、医師養成のための医学教育部門と医学関連分野研究の研究者育成基礎部門から構成されています。学生は、日本の大学の学部（undergraduate）に当たる4年間を修了した後に、医学教育（臨床医育成）コースと医学基礎部門（研究者育成）コース別々に厳しい採用試験プロセスで選ばれ、進学してきます。臨床部門と基礎部門はお互いに密接に絡み合って、優れた医学教育と基礎医学研究が展開できるように構成されているのです。

日本への回帰と私が見た母国

さて、2000年の初めのころ、日本の政府（経済産業省）から私に、バイオ研究振興のために戻ってきてくれないか、との要請がきました。受けるべきか悩みましたが結局、この招聘を受諾し、私は2001年、31年住みついた米国から日本に帰国し、つくばにある国の研究所、産業技術総合研究所（産総研）に在籍することになりました（小泉首相の政府の頃）。そこで、新しい研究センターを設立して所長を務め、先端研究棟（最先端動物実験施設も内蔵した研究ビルディング）の建設も開始しました。

母国日本に戻り、当然のことに私は大変張り切っていましたが、現実には、私の立場ではどうしようもない政府行政の仕組みや研究棟建設に絡む建設会社の瑕疵《かし》（手抜き工事）問題、研究所運営上の人事問題などなど、と、とても一筋縄ではいかない問題が次々と発生し、それらの対策に追い回される日々となりました。結局、研究センター全体の運営を保つ重責をこなしながら、私の直下の研究活動については当初予定していた課題を取捨選択して縮小し、最重要研究課題である「年齢軸恒常性調節機構の解明」に研究資源と努力を集中させることにしました。大変困ったことは、新研究棟の建設に絡む不良工事問題が詳しく分かり、研究進展に大きな支障をきたしたことでした。これら一連の苦い経験は私にとって、30年も不在にしていた日本社会の内部を深く知る機会を与えてくれました。日本の科学研究施策や組織構造にまだまだ大きな改革が必要である、と痛感したのでした。

ところで、ミシガン大学にいた頃、私には研究成果に基づきベンチャー企業を立ち上げる考えがあり、Advangen という会社名も決めていました（加齢という意味の advancing age から命名)。日本に戻ることになり、1年半ほど中断していましたが、経営協力者が出てきたこともあって、実際にベンチャー会社を立ち上げました。産総研を退職すると同時に、私はこの事業からも手を引きましたが、この会社は今も活動を続けています。

さて、2010年に私は産総研を退職し、米国に戻る予定でしたが、今度は母校の九州大学から要請が来て、副学長/理事(executive vice-president)に就任することになりました。今度は大学経営に関わることになったのでした。私の主担当は国際関係でしたが、加えて大学病院や男女共同参画等の仕事も担当しました。この責務の一環として、さまざまな外国の大学を訪問し、国際会議にも出席しました。また、私の直接の責任ではありませんでしたが、大学が抱える問題や課題を同定し、効果的に大学改革を進めるためには何が必要なのかを考え、大学の自己分析や研究の質向上のための講演会を企画し、開催しました。

2012年、70歳になったのを機会に退職し、子供たち家族が住むシアトルに移り住み、ワシントン大学の客員教授に就いて、今日に至りました。

研究の進め方と魅力

ではここで、実際の研究はどのような流れで行われるのか、生命科学分野の研究を例にお話ししましょう。

研究は、まず仮説（アイデア）の着想に始まります。次にそれを証明していくための綿密な実験手法の策定をし実験計画を立てます。そして、その計画に沿って実験を実施し、検証実験も行って観察結果（データ）に誤りがないことを確かめたら、その徹底した解析と解釈（考察）を行います。そして、最後にそれらを正確に記述する論文を作成し、研究世界で定評ある国際的科学ジャーナルに投稿します。論文は厳しい審査に付され、それを通過して初めて出版されます。研究は、この一連の過程を終了してようやく終結することになります。そして、その到達点が次の研究の基盤となり、新たな研究が積み重ねられていくことになるのです。

ところで、実験科学研究には、さまざまな分析機器や試薬等が必要になります。巨額のコストのものは大学等の研究機関が用意することもありますが、多くの機器類や試薬は、研究者が獲得する研究資金で購入し、揃える必要があります。また、日本の大学では主に大学院生が研究推進役を果たしますが、米国の大学にあっては研究の基礎訓練中の大学院生より、ポストドクトラルフェローが研究の推進役を担います。そして彼／彼女らの給料は多くの場合教授が獲得してくる研究費によってまかなわれます。研究の性質にもよりますが、年に百万円から数億円にものぼる研究資金（予算）が必要になります。研究者は、研究構想に基づき、所定の研究費申請書を作成し、国や民間の研究費を提供する機関に申請します。申請は厳しい審査にかけられ、競争に打ち勝って選ばれた研究課題に研究資金が配分され、研究展開が可能になります。一つの研究は、通常年単位の時間がかかりますが、継続して研究費の申請をして資金を獲得して行けば、一連の研究を30年、40年と息長く続けることも可能になります。

研究は以上のような流れで遂行されますが、研究者にとっては結構厳しいものです。しかし、限られた研究資金の獲得にはどうしても競争原理が働くことになります。この競争的研究費配分が過度な競争に陥らず、研究評価の透明性と公正性が保障される限り、研究全体の質を高く保つ健全な効果が期待できます。私は米国政府の研究費支援機関（NIH）の研究費審査委員会の委員を長く勤めていましたが、その経験から、公正な競争的研究費獲得システムと研究の質の間には、確かにポジティブな関係があると思います。

研究を実施する上でもう一つ重要なことがあります。それは、通常、研究費申請を行うには研究実施を可能にする職（ポジション、立場）と場所（研究室等）を、大学や研究所、会社等に確保しておく、つまり就職をしていることが求められる点です。結局、独立した研究者になり、継続的に研究費を獲得して研究活動を行えるようになるには、大学院訓練（通常5年ほど）とその後の研究訓練（1年～数年）を考慮して、30歳前後ということになります。

では、一体全体、何の魅力や生き甲斐があって、こんなに長い訓練期間を経ても研究者になりたい、と思うのでしょうか。私の場合、大学4年生の時に受けた研究基礎訓練を通して自然科学研究の面白さに魅せられていきました。自然がもつ未知の世界の解明に没頭する時、無限の面白さと純粋な知的興奮を覚えることができます。それに、研究から得られる新しい知識（成果）が実際の応用技術開発（医薬品創薬等）に用いられる幸運を経験することもあるでしょう。基礎研究の場合には、新しい知識の産生そのものに大きな意義があります。

多くの基礎研究は公的研究資金（もとは税金）によって支援されますので、結局は一般社会に支えられていることになります。今日では、価値ある研究成果は特許で保護することが当たり前になっています。もし、既存の企業が、大学の研究で創られた特許を利用して応用技術を開発したとすれば、会社は利益を上げ、大学と研究者にも特許料が還元され、社会は応用技術の恩恵にあずかることになります。新しいベンチャー企業を立ち上げれば、新たな雇用創出を含め、大きな社会貢献になります。

私は自分の研究室の基礎研究活動に加え、間断なく米国と日本、それに、ヨーロッパの企業の顧問活動や共同研究、ベンチャー企業立ち上げ、それに、国や財団の仕事も行うなど、理想的とはいえないとしても、大変面白く興奮に満ちた研究人生を送ることができたと思います。残念ながら、運の女神は微笑んでくれず、研究者にとって素晴らしいボーナスであるノーベル賞といった大賞を得ることはありませんでした。ただ、若い頃、血液凝固にとって重要な第IX因子の遺伝子クローニングに関する研究で、国際賞をストックホルムの市民ホールで授与された経験があります。

非常に重要なことは、研究者は何かの賞を取るのが目的で研究活動をしているのではありません。研究の魅力と面白さは、そんなものを目的にするような狭隘《きょうあい》なものではありません。

私が遂行してきた研究について

では、最後に私が行ってきた研究について、概要をお話ししましょう。

私が大学院で携わった研究は、蛋白質の構造と機能の関係解明に関するもので、これを通して生物化学研究の考え方や方法論の基礎訓練を受けました。

１９７０年にワシントン大学（医学校、生物化学科）に移った当初は、酵素の構造と反応速度との関係について解析をしていました。そして、１年後に研究室の教授ががんで急逝すると共に、別の学科（Department of Biological Structure、解剖学科）の研究室に移り、そこでは当時最先端分野のエックス線結晶解析学をゼロから学びました。そして、当時の巨大なコンピューターを使ってリゾチーム（唾液や涙の中にも含まれる酵素で、細菌の膜を溶かす機能をもつ）とその基質（膜構造の一部）の複合体の立体構造を高解像率で解析することに成功しました。この研究は、私にとって、生体構成物の構造と機能の関係を、デジタル感覚で可視化し、精密に理解する訓練になり、その後の私の研究思考に大きな影響を与えることになりました。

１９７５年頃に再び生物化学科に戻り、私は血液凝固のメカニズムの蛋白質化学的研究を始めました。そして80年代初めには分子遺伝学／分子生物学の先端研究分野に飛び込み、基本的実験法を見よう見まねで習った後は、本やマニュアルを読んで独学でこの分野の方法論をマスターしていきました。幸い、初期のこの苦闘の中から、血液凝固系の第Ⅸ因子を始め、他の多くの蛋白質のｃＤＮＡ（complimentary DNA の略語で、メッセンジャーＲＮＡから人工的に作ることができる）のクローニングに成功していきました。また、第Ⅸ因子のヒト遺伝子のクローニングも行い、その全塩基構造を決定し、血友病異常遺伝子解析研究分野に大きく貢献することができました。この遺伝子の全構造決定は、当時、ヒト遺伝子の中で世界最初の成果でした。

そして、80年代当時、ヒトの献血を用いた血友病患者の治療が原因で、肝炎やＨＩＶなどが患者に感染する深刻な社会的問題があって、安全な治療法の開発が強く望まれていました。私のヒト第IX因子cDNAのクローニングにより、血友病B（血液凝固系の第IX因子欠損病）の安全な治療用遺伝子組み換えヒト第IX因子の製造への道が開かれたのでした。私はこの研究成果に基づく特許も取得していました。その技術を用いて、ボストンのベンチャー企業が安全な遺伝子組み換え第IX遺伝子製剤の生産に成功し、その結果、広く世界で多くの血友病B患者さんの治療が安全に行われるようになったのでした。現在ではさらに改良された製剤が生産され、世界で治療に用いられています。ワシントン大学は、私の特許を基にして製造される遺伝子組み換えヒト第IX因子によって巨額の特許使用料収入を得たのでした。

ここで、ハーバード大学（医）での私の研究を簡単に紹介しましょう。サバティカルリーブで行った研究センターでは、分子生物学研究室の設立を進めながら、ハーバード大学研究室の長年の研究課題である、がん成長に欠かせない新血管造成因子の研究プロジェクトにも参加しておりました。始め、私は予備実験のつもりでこの重要な因子のcDNAのクローニングを試みていたのですが、運の女神に祝福されたのでしょうか、わずか2カ月ほどの間にそのcDNAのクローニングに成功し、周囲を驚かせたのでした。すぐに遺伝子のクローニングも行い、一連の実験を完了し、1985年に論文発表をしました。この世界初の画期的仕事は大変大きな反響を呼び、メディアもテレビからニューヨークタイムズ等の新聞、ニューズウィーク誌等も一斉に報じ、ハーバード大学（医）の研究センターでは、大シャンパンパーティで祝ってくれました。この発見から30年ほどがたちましたが、今日、新血管造成の原理に基づくがん治療薬が実際に使われるようになっており、医療の発展に深い感慨を覚えます。

1986年にミシガン大学に移籍してからの私の研究は、主に血液凝固系を実験モデルとしてさまざまな方向に発展していきました。まず、第IX因子遺伝子の遺伝子発現調節機構の解明を進めました。この研究には、米国内だけではなく、ヨーロッパやカナダの研究グループとの激しい競争がありました。とくにイギリスのグループは研究成果を矢継ぎ早に世界一流の科学ジャーナル等に発表していました。しかし、これらの競争相手グループは、培養細胞を実験評価系に用いており、実験結果は早く出せても、データは歪曲されたものでしかなく、生体内での反応を矛盾なく説明できるものではありませんでした。一方、私の研究室では、実際の生理反応系（体内）で起きる反応とその調節機構の解析が肝心であるという前段階の実験結果を踏まえて遺伝子組替えマウスを作成し、一歩一歩検証しながら研究を進め、実際の生理現象と矛盾のない遺伝子調節分子機構の解明に成功していきました。

ところで、ヒトの体は誕生から死ぬまでの一生の間に、思春期や壮年期、老年期等と変化していきます。また、血圧の年齢変化に見られるように、さまざまな生命指標が年齢と共に変化していきます。しかし、誕生から死に至るまでの一生涯にわたる間、いったい体はどのような制御メカニズムによってコントロールされているのか、については、長く未知の分野にありました。そこで、私の研究室では、さまざまにデザインしたヒト第IX因子遺伝子をもつ遺伝子組み換えマウスを作成し、膨大な数にのぼるマウス一匹一匹の生涯(約2年から2年半）にわたり、毎月尻尾の血管から微量の血液を採取してヒト第IX因子の血中濃度を正確に分析するという、地道な分析作業を数年にわたり遂行しました。その結果、遂に年齢軸に沿った恒常性調節分子メカニズム（年齢軸恒常性調節分子機構と命名）を、世界に先駆けて発見し、解明することに成功したのでした。この一連の研究成果をまとめた主論文は１９９９年、世界のトップ科学誌の一つ、Science 誌に出版しました。この成果には、米国のメディアも大変注目しました。

２００１年に日本に戻った私は、まず産総研の研究環境の整備に全力を注ぎ、早期研究再開に備え、上述した日本の国内特有の問題と課題を乗り越えていきました。そして、年齢軸恒常性調節機構の確立に向けて最重要な研究課題であった、「この調節機構は、第IX因子遺伝子以外の遺伝子でも普遍的に機能するのか」について、第IX因子遺伝子とは異なる発現をするプロテインＣ（血液凝固系を阻害する働きをもつ蛋白質）遺伝子を実験モデルに、注意深く検証実験を進め、確かにこの年齢軸恒常性調節機構は他の遺伝子でも普遍的に働くことを証明し、確立しました。この貴重な研究結果は、いくつもの論文として発表しました。

なお、１９８０年代、分子遺伝学／分子生物学の分野が大きく開花するのを待ち焦がれていたように、「遺伝病を含めた難病に対する遺伝子治療法開発の新先端研究分野の研究」が世界で一斉に始まりました。この先端分野はさまざまな分野で大きな可能性を秘めており、私の研究室もこの研究分野に参入すべく、血友病Bを血中蛋白質欠損病の疾患モデルと位置づけ、その遺伝子治療法の開発を進めることにしました。この研究は、骨格筋肉細胞に第IX因子遺伝子発現ベクターを導入し、本来肝臓で産生されるこの因子を筋肉で生産させ、血中に放出させる、つまり、筋肉を血中第IX因子蛋白質の生産工場に変換する方法の確立を目指すものでした。この研究でも、マウスを動物実験モデルに用い研究を進め、この方法は実際に機能することを証明しました。この結果を踏まえてヒトへの応用を考え、準備を始めたのでした。しかし、2001年、私が日本に戻ることになり、この研究は一時中断しました。その後、産総研で実験再開の準備を始めたところ、当時の産総研と日本の研究環境では、欧米研究グループに伍してこの研究を進めていくことは困難である、と判断し、断腸の思いでこの研究課題の中止を決断しました。今日、遺伝子治療は、がん治療などの分野で実際にヒトへの臨床応用が開始されています。基礎研究から応用技術を開拓するには、息の長い研究の継続が必要なのです。

終わりに

私は、１９７０年半頃に開始した血液凝固反応系の生化学的研究から遺伝子クローニング、年齢軸恒常性調節分子機構の解明研究、そして、遺伝子治療開発研究に至るまで、一貫して血液凝固系を実験モデルにしてきました。この研究戦略は、複雑な自然の仕組みを、密接に連携した方法を用いて深く解明していく上で非常に優れたシステムである、と改めて思います。この研究戦略が高い評価を得ていたことは、私が米国政府（ＮＩＨ）から獲得していた研究費がトップ１％に入る成績を維持していたことでも明らかであると思います。

さて、今日の人工知能（ＡＩ）の発達とともに、これからの社会の在り方、人の生活は大きく変わっていくことが予測されています。例えば、疾患の診断や司法判断、製薬を含めたさまざまな産業分野で、膨大な既知の知識とその組み合わせによって判断できる物事などは、どんどんＡＩで処理されていくことになるでしょう。また、科学研究のかなりの部分もまたＡＩの利用によって大幅に効率化が進み、研究者にとっては、大変便利な時代がやってくるでしょう。しかし、私は、未知の自然現象のメカニズムを解明し、全く新しい知識を創造する科学研究の本質的部分に関して、研究者の代わりにＡＩが遂行するような時代が近い未来にくるとは思いません。科学研究は未来においても、自然を探求し、新知識を追い求める知的想像力豊かな者にとって、非常に魅力ある分野であり続けるでしょう。

私の研究人生、いかがでしたか。

若い皆さんも、是非魅力溢れる科学研究の世界に挑戦してください。

著者紹介

倉地　幸徳（くらち　こうとく）

ミシガン大学名誉教授
1970年、九州大学大学院農学部博士課程修了。同年、ワシントン大学（医学部）に留学し、以後、米国に定住。1983年以降、ハーバード大学（医学部）併任。1986年、ミシガン大学（医学部）に移籍、教授就任。2001年、（独）産業技術総合研究所に赴任、新研究センターを設立、所長就任。ベンチャー企業（advangen）の立ち上げを経験。2010年、退職し、九州大学理事・副学長就任。2012年、退職し、シアトルに移住。現在、ミシガン大学名誉教授、産総研名誉研究者、ワシントン大学visiting scholar、Kurachi LLC特別顧問。研究分野は、生物化学、分子遺伝・生物学、遺伝子治療、年齢軸恒常性新研究分野開拓。

強靱なサイエンティストになるために

2019年3月8日　初版発行

著者　倉地　幸徳

発行所　株式会社アドスリー
〒164-0003 東京都中野区東中野4-27-37
TEL：03-5925-2840　FAX：03-5925-2913

発売　丸善出版株式会社
〒101-0051 東京都千代田区神田神保町2-17
神田神保町ビル6F
TEL：03-3512-3256　FAX：03-3512-3270

デザイン・DTP　吉田　佳里

印刷製本　日経印刷株式会社

ISBN978-4-904419-87-8　C0047